9a

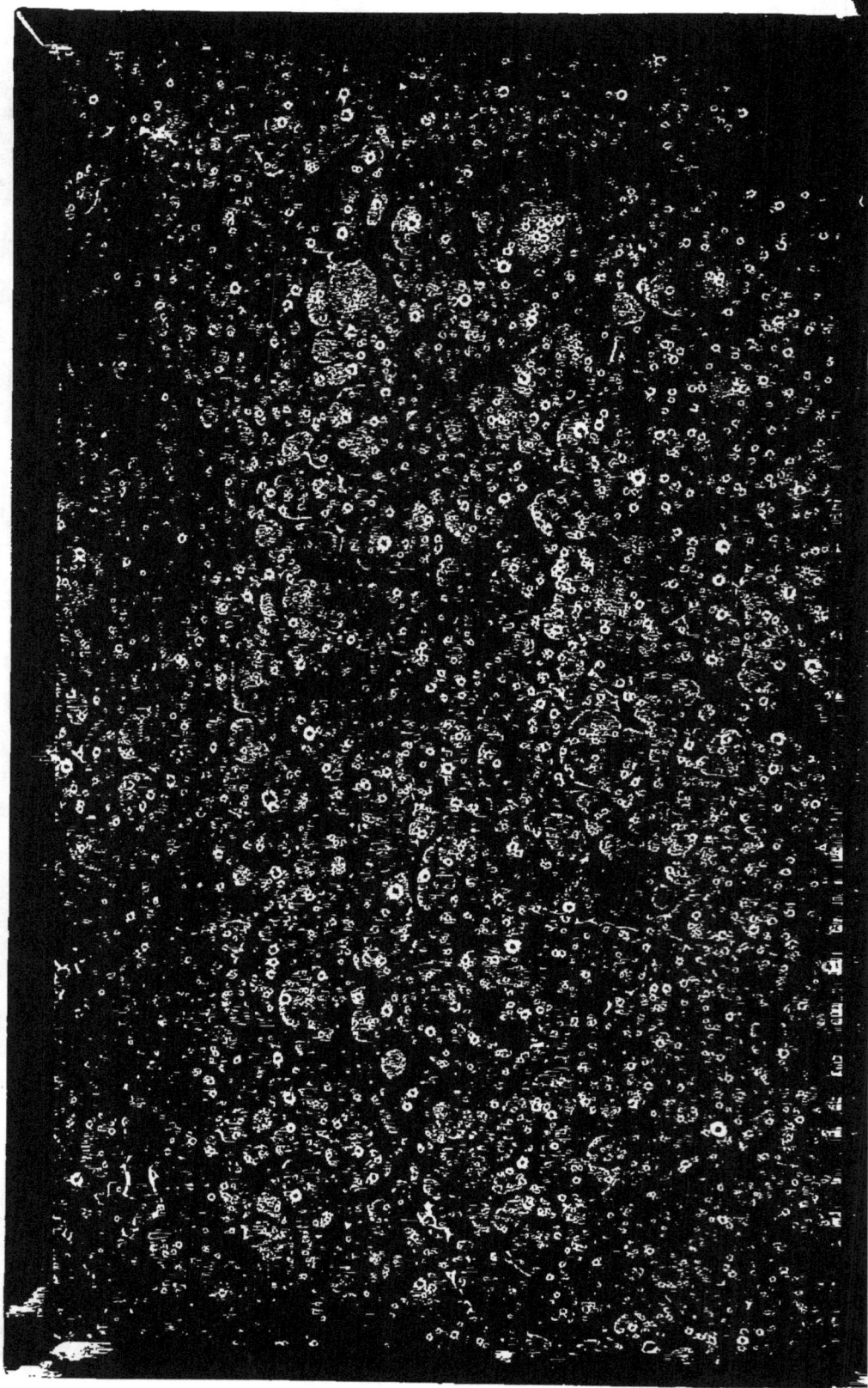

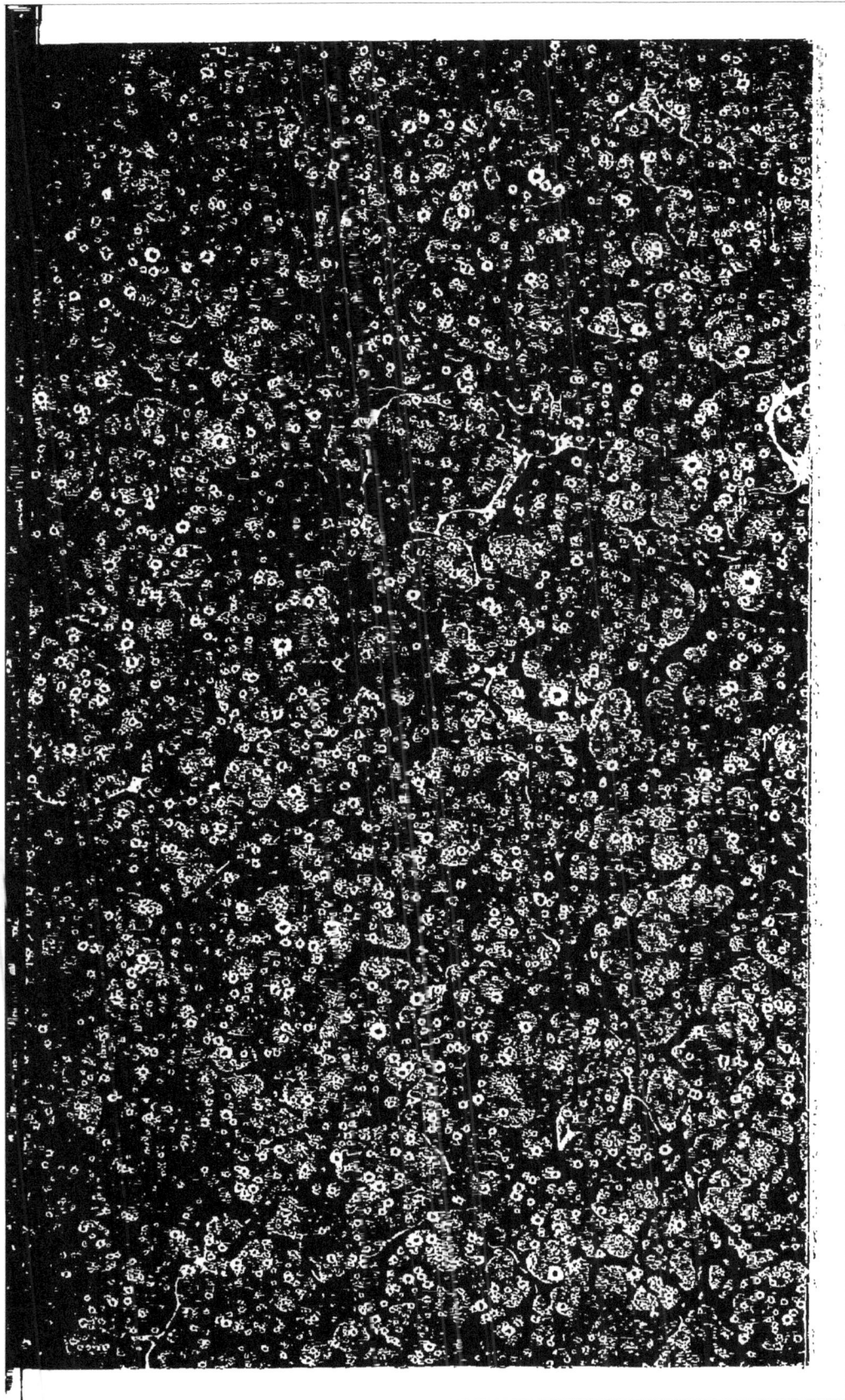

$T^{9}_{a}\ 268$

T.3388.

TRAITÉ
D'ANATOMIE
ÉLÉMENTAIRE.

Cet ouvrage se trouve aussi :

<small>CHEZ</small> LECOINTE, <small>QUAI DES AUGUSTINS;</small>
LEVAVASSEUR, <small>PALAIS-ROYAL;</small>
DAUBRÉE, <small>PASSAGE VIVIENNE.</small>

PARIS, IMPRIMERIE DE E. POCHARD,
<small>RUE DU POT-DE-FER, N. 14.</small>

TRAITÉ
D'ANATOMIE
ÉLÉMENTAIRE

A L'USAGE DES GENS DU MONDE

ET DES JEUNES GENS,

PAR M. J. GOVIN,

Docteur-Médecin
ancien préparateur des leçons d'anatomie
DE M. JULES CLOQUET, PROFESSEUR;
EX-PREMIER INTERNE EN MÉDECINE A LA MAISON ROYALE
DE CHARENTON.

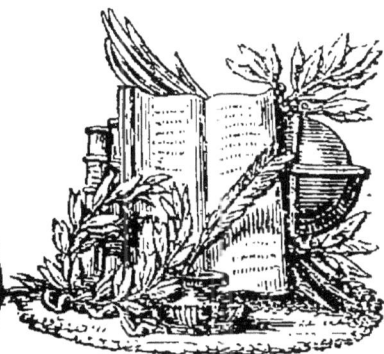

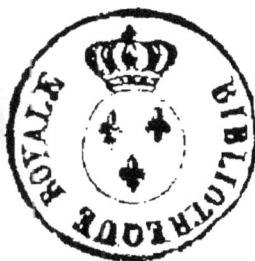

A PARIS

CHEZ WERDET, LIBRAIRE,

RUE DES GRANDS-AUGUSTINS, N. 21.

M DCCC XXX.

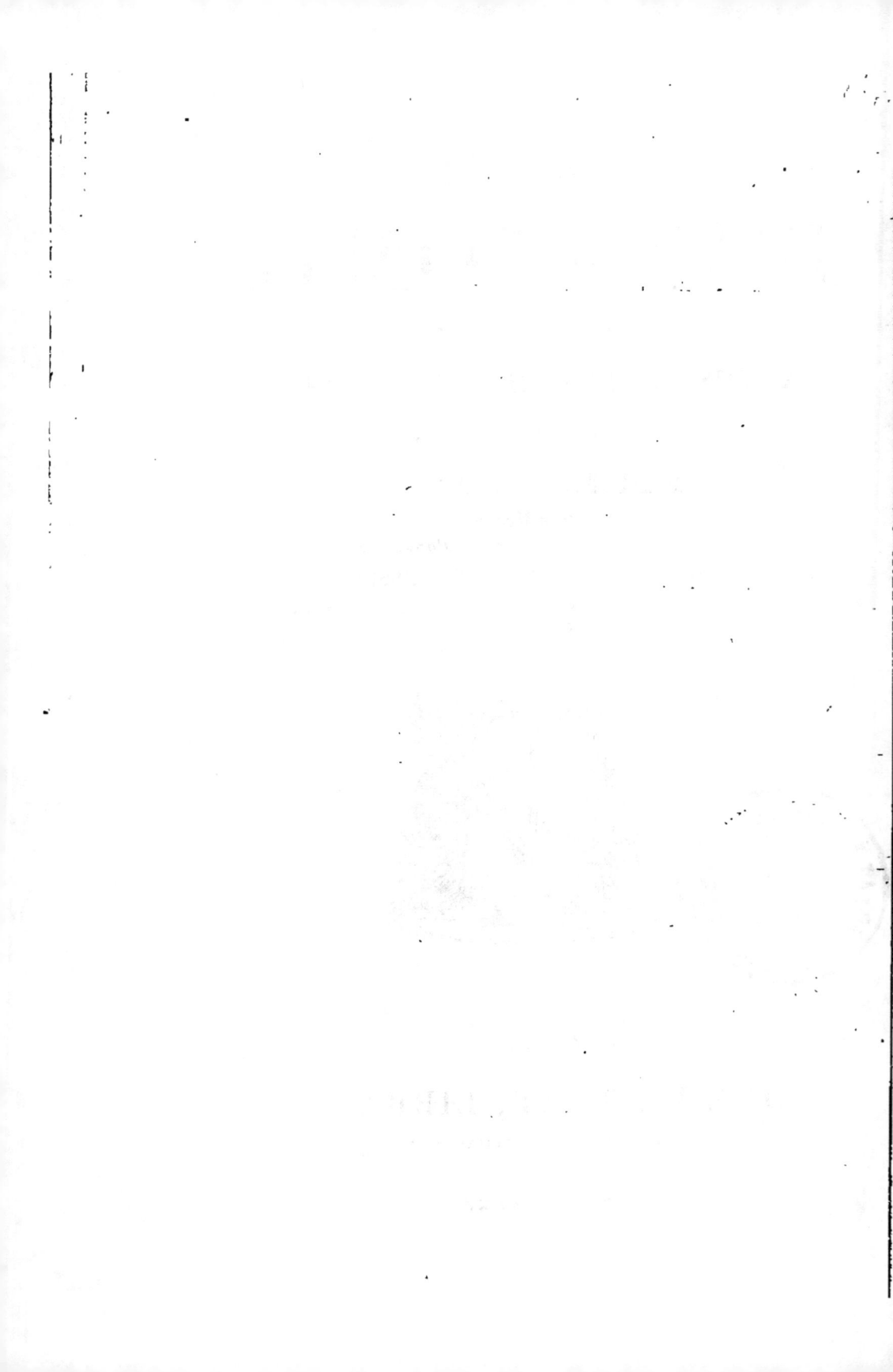

AVERTISSEMENT.

S'il est utile d'enseigner à la jeunesse
la position géographique d'une infinité de
villes, de fleuves, de lacs, de montagnes
dont nous sommes séparés par des milliers
de lieues, il ne serait pas moins avantageux
de familiariser de bonne heure les jeunes
gens avec les premiers élémens de l'anatomie, et ne pas leur laisser ignorer les
noms, le nombre, la position, les rapports
et les usages des principales parties qui composent le corps humain. En effet, on voit
tous les jours beaucoup de personnes, fort
distinguées d'ailleurs par leur érudition,
tomber d'erreur en erreur lorsqu'elles viennent à parler de l'organisation physique de
l'homme, et prendre, par exemple, un ten-
don pour un nerf; une veine pour une artère; la poitrine pour l'estomac, etc. Or, si
l'étude des premiers principes de l'anatomie
entrait dans l'éducation, on se trouverait à
l'abri d'une multitude d'idées fausses qui,
dans le monde, couvrent toujours d'un certain ridicule, et s'opposent encore, dans les

I

cas de maladie, à ce que nous donnions au médecin des renseignemens exacts sur notre position.

Le petit ouvrage que nous offrons au public n'est pas un traité d'anatomie descriptive, et ne peut être utile qu'aux personnes entièrement étrangères aux sciences médicales : c'est une sorte de catéchisme très abrégé dont la lecture peut néanmoins suffire pour donner une idée générale de la structure et des usages des parties qui composent le corps de l'homme (1).

---

(1) Ceux des lecteurs qui voudraient acquérir des connaissances plus étendues en anatomie, sans cependant être obligés de se livrer aux pénibles travaux des dissections, pourront y parvenir facilement en se procurant le Manuel d'Anatomie descriptive de M. le professeur J. CLOQUET, savant ouvrage, regardé, à juste titre, comme un des plus remarquables de ceux qui ont paru dans ce genre, et dans lequel toutes les parties du corps de l'homme et de la femme sont représentées par des figures lithographiées d'une exactitude et d'une vérité admirables.

TRAITÉ
D'ANATOMIE
ÉLÉMENTAIRE.

~~~~~~

CHAPITRE PREMIER.

INTRODUCTION.

On divise en deux grandes classes tous les
corps de la nature : la première renferme les
corps organisés ou les corps vivans ; la seconde
comprend les corps bruts ou les corps inorganiques.

Tous les animaux, toutes les plantes ou les
végétaux sont des corps organisés ; les minéraux seuls sont des corps bruts ou inorganiques.

Les animaux et les végétaux ont une origine
par génération, et se sont toujours détachés de
corps semblables à eux ; ils affectent des formes
arrondies, s'accroissent du dedans au dehors
ou par intususception, jouissent de la faculté de
se reproduire et ont une durée limitée.

Les minéraux doivent leur origine à un con-
cours de circonstances fortuites ; ils ont des
formes anguleuses ; leur accroissement se fait

du dehors au dedans ou par juxtaposition, ils ne se reproduisent pas et ont une existence illimitée.

Les animaux et les végétaux sont les corps dont la structure est la plus compliquée ; ils sont formés de parties qui diffèrent essentiellement les unes des autres. Par exemple : les débris d'un animal qui aura été coupé en pièces n'auront entr'eux aucune ressemblance sous le rapport de leur composition ; les uns offriront de la peau, des portions de muscles, d'artères, de veines, etc. ; les autres seront formés d'os, de cartilages, de tendons, de membranes, de glandes, etc. : il en sera de même des diverses sections d'un végétal qui présenteront, soit des tiges, des racines; soit des feuilles, des fleurs, des graines, etc.

Les corps bruts ont une composition simple qui est la même dans toutes leurs parties : les fragmens d'un morceau de marbre, par exemple, sont tous composés de la même manière et ont une nature semblable.

La science qui a pour objet l'étude de la structure des corps organisés se nomme *Anatomie*.

L'anatomie humaine est celle qui s'occupe exclusivement de l'homme; l'anatomie comparée traite de l'organisation des animaux ; l'anatomie végétale, ou la botanique, n'étudie que les plantes.

L'étude des corps inorganiques ou des minéraux est du domaine de la minéralogie.

L'anatomie humaine est une science qui
traite de la structure des organes qui composent le corps de l'homme, structure qu'elle fait
connaître par la dissection, en indiquant le
nombre, la position, les formes, les rapports,
la texture et les usages de toutes les parties.

La connaissance de l'anatomie est de la plus
grande utilité : elle guide le fer du chirurgien
durant les opérations difficiles qu'exigent les
nombreuses altérations physiques du corps ;
elle fournit au médecin les plus grandes lu-
mières dans le traitement des maladies internes
et donne les preuves les plus évidentes de la
bonté et de la sagesse infinies du Créateur, en
dévoilant l'admirable mécanisme et la structure
aussi frêle que miraculeuse de l'économie animale.

L'art de la dissection consiste dans la division méthodique des différentes parties du corps
à l'aide d'instrumens tranchans, désignés sous
le nom de *scalpels*.

On pourrait, au premier abord, regarder la
dissection d'un cadavre humain comme un acte
d'insensibilité et même de cruauté ; mais, en
réfléchissant à l'horreur qu'inspire l'image de
la destruction de notre propre espèce, aux dé-
goûts qu'il faut surmonter pour fouiller à travers des organes ensanglantés d'où s'écoulent

presque toujours des fluides infectes, on ne peut voir dans l'anatomiste qu'un homme courageux qui brave de terribles impressions par une généreuse résolution, celle de s'instruire pour le soulagement des maux de son semblable.

L'ostéologie ou l'étude des os, la myologie qui traite des muscles, l'angiologie ou la description des vaisseaux, la névrologie qui s'occupe des nerfs, et la splanchnologie qui donne la connaissance des viscères, sont autant de parties dont l'ensemble forme la science de l'anatomie.

Le corps de l'homme est composé de solides et de fluides.

Les parties solides sont ou dures, tels que les os et les cartilages, ou molles, comme les muscles, les nerfs, les vaisseaux, etc.

Les parties fluides sont le sang et toutes les humeurs qui en sont séparées par voie de sécrétion ou d'exhalation, comme la lymphe, la salive, les larmes, la bile, l'urine, etc.

Le tissu cellulaire est une substance filamenteuse, plus ou moins blanche, que l'on rencontre généralement dans toutes les parties du corps ; il se compose d'une infinité de fibres et de lames disposées de manière à former une multitude de petites cavités ou cellules qui communiquent toutes les unes avec les autres et renferment, soit de la lymphe, soit de la graisse :

ce tissu est parcouru par un nombre considérable de vaisseaux, concourt à la formation de
toutes les parties et leur sert de moyen d'union.

Les membranes sont des parties larges et
minces destinées à tapisser l'intérieur des
grandes cavités du corps et à recouvrir les organes qui y sont renfermés.

Les ligamens sont des parties fibreuses, très
solides, qui unissent les os.

Les cartilages sont des substances d'un blanc
laiteux, très élastiques et moins dures que les
os dont elles servent à augmenter l'étendue et
à recouvrir les surfaces articulaires.

Les nerfs sont des cordons blanchâtres composés d'un grand nombre de filamens placés les
uns à côté des autres et réunis par du tissu cellulaire ; ces cordons sont fournis par le cerveau,
par la moelle alongée et la moelle épinière.

Les tendons sont des cordes plus ou moins
arrondies, d'une couleur blanche perlée, formées de fibres parallèles très serrées et qui ont
pour usage de communiquer l'action des muscles à des parties plus ou moins éloignées.

Les vaisseaux sont des parties qui contiennent les fluides qui circulent dans le corps de
l'homme, comme les artères, les veines, les
vaisseaux lymphatiques, etc.

Les glandes sont des organes qui varient des
autres parties du corps humain par leur texture,
leur forme, leur couleur, etc. ; elles sont desti-

nées à séparer du sang quelque liquide particulier, ou seulement à élaborer la lymphe. Les glandes qui séparent du sang quelque liqueur particulière se nomment conglomérées : tels sont le foie qui sécrète la bile ; le pancréas qui fournit le suc pancréatique ; les reins qui sécrètent l'urine, etc. Celles qui servent à perfectionner la lymphe portent le nom de conglobées : telles sont les glandes du mésentère, des aines, des aisselles.

Les muscles sont des masses plus ou moins rouges qui constituent ce qu'on nomme vulgairement la chair des animaux ; ils sont les organes du mouvement.

Les viscères sont des parties du corps qui exercent les principales fonctions de l'économie animale ; ils sont contenus dans les grandes cavités, telles que celles du crâne, de la poitrine ou du thorax, et du ventre ou de l'abdomen.

CHAPITRE II.

DE L'OSTÉOLOGIE.

L'Ostéologie est la partie de l'anatomie qui traite des os.

L'étude de la structure du corps humain doit commencer par celle des os, parce que leur ensemble constitue une véritable charpente intérieure destinée à fournir des points d'appui et d'attache aux parties molles et à former de grandes cavités qui logent et protègent les organes les plus essentiels à la vie.

Les os sont les parties les plus dures de l'économie animale ; ce sont des substances blanches, insensibles, très solides, formées par la réunion d'une multitude de fibres qui contiennent une matière particulière nommée gélatine, différens sels terreux et principalement du phosphate de chaux.

L'état des os n'est pas le même à toutes les époques de la vie ; chez les enfans, ils contiennent beaucoup de gélatine, sont élastiques et par conséquent peu sujets à se fracturer : chez les vieillards, les os ont perdu leur élasticité en se dépouillant de leur gélatine pour se surcharger de matières calcaires qui les rendent très durs et disposés à se rompre facilement.

Suivant les diverses dimensions que présentent les os, on les distingue en *os longs*, en *os courts* et en *os plats :* l'*humérus* ou l'os du bras, le *fémur* ou l'os de la cuisse, sont des os longs ; les os du poignet ou du carpe sont des os courts ; l'*omoplate*, les *pariétaux*, l'*occipital* sont des os plats.

On remarque dans les os trois sortes de substances osseuses : la *substance compacte*, la *substance spongieuse* et la *substance réticu-*

laire. Les os longs sont ceux dans lesquels ces trois substances sont les plus prononcées ; la substance compacte forme leur partie moyenne ou leur corps, la substance spongieuse en occupe les extrémités, et la substance réticulaire est disséminée dans l'intérieur du canal dont le corps de ces os est creusé pour loger la moelle, et qui, en raison de cet usage, porte le nom de canal médullaire.

L'assemblage de tous les os qui forment la charpente du corps de l'homme porte le nom de *squelette.*

Il y a des squelettes naturels et des squelettes artificiels : les squelettes naturels sont ceux dont les os n'ont pas été séparés et sont restés unis par leurs ligamens naturels ; les squelettes sont artificiels lorsque les os dont ils sont composés, après avoir été séparés par la macération ou par l'ébullition , ont été replacés dans leur ordre naturel et réunis à l'aide de fils métalliques.

La membrane fibreuse qui recouvre les os est nommée *périoste ;* on l'appelle *périchondre* lorsqu'elle abandonne les os pour se porter sur les cartilages.

On divise le squelette en *tête*, en *tronc* et en *extrémités* ou membres.

La tête comprend le *crâne* et la *face.*

Le *crâne* est une sorte de boîte osseuse, ovoïde, formée par la réunion de huit os, ayant pour usage principal de renfermer le cerveau et ses membranes, le cervelet, et de protéger ces organes importans dans les chocs avec les corps extérieurs.

Les os du crâne sont : l'os *frontal* ou co-*ronal*, les *deux pariétaux*, les *deux tempo-raux*, l'*os occipital*, l'*os sphénoïde* et l'*os éthmoïde*.

Le *coronal* est situé à la partie antérieure du crâne, et supérieure de la face où il forme le front et une partie des fosses orbitaires.

Les *deux pariétaux* ont une figure qui approche de celle d'un carré; ils forment la plus grande partie de la voûte du crâne.

Situé en arrière des pariétaux pour former la partie postérieure de la tête ou l'occiput, l'*occipital* est un des os les plus épais du crâne; il loge et protège la partie postérieure du cerveau et surtout le cervelet dont les plus légères lésions sont promptement suivies de la mort.

Les *temporaux* sont deux os situés sur les parties latérales du crâne où ils forment les tempes : on les divise en trois portions; la première est nommée *écailleuse* ou *squammeuse ;* la seconde s'appelle *mastoïde ;* la troisième, connue sous le nom de *rocher*, est creusée de diverses cavités qui renferment les osselets de l'ouïe; ces osselets sont le *marteau*, l'*enclume*, l'*étrier* et l'*os lenticulaire*.

L'*os sphénoïde*, situé à la base du crâne,

présente une figure que l'on a comparée à celle d'une chauve-souris dont les ailes seraient étendues ; il s'articule avec tous les os du crâne et le plus grand nombre de ceux de la face.

L'*os ethmoïde* a été ainsi nommé parce qu'il offre, entre deux de ses portions appelées masses latérales de l'ethmoïde, une lame horizontale criblée d'un grand nombre de petits trous qui livrent passage aux filets des nerfs olfactifs ou nerfs de l'odorat.

La *face* se compose de deux parties distinctes : l'une, immobile et supérieure, porte le nom de *mâchoire supérieure ;* l'autre, mobile et inférieure, est nommée *mâchoire inférieure.*

Les treize os dont l'assemblage forme la mâchoire supérieure sont : les *os* propres du nez, les os *unguis*, les os de la *pommette*, les os *maxillaires supérieurs*, les *cornets inférieurs*, les *os palatins* et l'*os vomer.*

La *mâchoire inférieure* est primitivement formée de deux os qui se réunissent ensuite pour n'en faire qu'un seul que l'on désigne sous le nom d'os *maxillaire inférieur.*

Les deux mâchoires sont bordées par des petits os très blancs et très durs que l'on nomme *dents* et dont le nombre total est ordinairement de trente-deux.

Solidement fixées les unes à côté des autres dans de petites cavités nommées alvéoles, les dents forment les *arcades dentaires* et sont distinguées en *incisives*, en *canines* et en *molaires*; les dents incisives coupent, les canines déchirent, les molaires broient les substances sur lesquelles elles agissent. Les dents servent à la mastication et à la prononciation, elles empêchent la salive de fluer hors de la bouche et sont un des principaux ornemens du visage.

La nature a voulu qu'à l'époque de la naissance les dents ne fussent point apparentes et qu'elles demeurassent cachées, pendant un certain temps, dans l'épaisseur des bords alvéolaires, afin d'éviter à la mère les douleurs que lui occasionnerait l'allaitement si le nouveau né avait les mâchoires armées.

L'*os hyoïde* doit être rangé au nombre des os de la tête; c'est un petit arceau osseux et fourchu, situé entre la base de la langue et le larynx, qui ne s'articule avec aucun autre os et n'est uni aux parties voisines que par des muscles et des ligamens.

CHAPITRE III.

SUITE DE L'OSTÉOLOGIE.

DU TRONC.

On appelle *tronc* la partie du squelette qui s'étend depuis la tête jusqu'aux membres abdominaux et qui est située entre les membres thoraciques.

Le *tronc* se divise en *colonne vertébrale*, en *poitrine* ou en *thorax* et en *bassin*.

La *colonne vertébrale* ou le *rachis*, vulgairement appelée épine du dos, est formée par la réunion de vingt-quatre pièces osseuses nommées *vertèbres*; c'est une sorte de pyramide percée dans toute sa longueur par un canal qui renferme un prolongement des membranes du cerveau et la moelle épinière. Le sommet de la colonne vertébrale supporte la tête; sa base repose sur la partie postérieure et moyenne du bassin en s'articulant avec l'*os sacrum*.

La colonne vertébrale présente trois régions : celle *du col* ou la *région cervicale*; celle *du dos* ou la *région dorsale*; celle *des lombes* ou la *région lombaire*.

Chaque vertèbre porte le nom de la région à laquelle elle appartient : il y a *sept vertèbres cervicales*, *douze vertèbres dorsales*, et *cinq vertèbres lombaires*.

La *première vertèbre cervicale* est nommée *atlas*; c'est elle qui unit la tête à la colonne vertébrale en s'articulant avec les condyles de l'occipital.

La *seconde vertèbre cervicale* s'appelle *axis*; cette vertèbre présente une apophyse particulière nommée odontoïde, parce qu'on a cru lui trouver de la ressemblance avec une dent.

La *septième vertèbre cervicale* porte aussi le nom de vertèbre *saillante* ou *proéminente*, parce que son apophyse épineuse est très longue et très grosse : elle unit la région cervicale à la région dorsale.

Les douze vertèbres de la région dorsale ne portent aucun autre nom que celui de leur région et ne sont distinguées les unes des autres que par leur ordre numérique en comptant de haut en bas : il en est de même des vertèbres lombaires, à l'exception de la cinquième ou de la plus inférieure, que l'on appelle vertèbre sacrée en raison de son articulation avec le sacrum.

La *poitrine*, nommée aussi *thorax*, est une sorte de cage osseuse et cartilagineuse, spécialement destinée à renfermer le cœur et les poumons. Cette cage osseuse est formée, dans sa partie moyenne et antérieure, par l'*os sternum*; dans sa partie moyenne et postérieure par les *vertèbres dorsales*, et, dans le reste de son étendue, par les *côtes* et les *cartilages* qui les prolongent.

La figure de la poitrine est celle d'un cône aplati d'avant en arrière, dont la base est en bas et le sommet en haut; cependant cette figure n'est pas la même chez les différens sujets.

Les femmes ont généralement la base de la poitrine fort étroite.

L'*os sternum* est situé à la partie moyenne et antérieure de la poitrine; il est composé, dans l'âge adulte, de trois pièces distinguées en première ou supérieure, en seconde ou moyenne, et en troisième ou inférieure qui a été nommée appendice *xyphoïde*. Le sternum s'articule avec les clavicules et les cartilages des côtes.

Les *côtes* sont les arcs osseux dont sont formées les parties latérales du thorax; leur nombre est de douze de chaque côté. On appelle vraies côtes celles dont les cartilages s'étendent jusqu'au sternum, et *fausses côtes* celles dont les cartilages ne vont pas jusqu'à ces os. Les vraies côtes sont au nombre de quatorze, sept de chaque côté de la poitrine, où l'on en compte aussi cinq fausses. L'extrémité postérieure de toutes les côtes s'articule avec le corps des vertèbres dorsales.

Le *bassin* est situé à la partie inférieure du tronc dont il forme la base : on y remarque les deux *os innominés*, l'*os sacrum*, et l'*os coccyx* dont la réunion forme une cavité principalement destinée à renfermer la vessie urinaire, le *rectum* et les organes internes de la génération.

Les *os innominés* sont l'un et l'autre formés, dans la jeunesse, par trois pièces osseuses que réunit une substance cartilagineuse inter-médiaire; l'une supérieure nommée *os ilion*, l'autre inférieure appellée *os ischion* ; et la troisième, située à la partie antérieure, dé-signée sous le nom d'*os pubis :* dans l'âge adulte, la matière cartilagineuse intermédiaire s'est ossifiée et a tellement soudé ensemble l'os ilion, l'os ischion et l'os pubis, que ces trois os n'en forment plus qu'un qui a le nom d'*os innominé.*

L'*os sacrum* forme la partie moyenne et postérieure du bassin; il supporte la colonne vertébrale à laquelle il fait suite ainsi que le coccyx.

CHAPITRE IV.

DES EXTRÉMITÉS OU MEMBRES.

LES *extrémités* sont distinguées en *supé-rieures*, ou *extrémités thoraciques*, et en *in-férieures*, ou *extrémités abdominales.*

Les membres supérieurs sont formés par l'*épaule*, le *bras*, l'*avant-bras*, et la main.

Les os de l'épaule sont au nombre de deux; la *clavicule* est placée en avant, et l'*omoplate* en arrière.

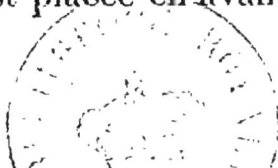

2..

Le bras est formé par un seul os nommé *humérus*.

Les os de l'avant-bras sont le *radius* et le *cubitus ;* le premier est situé en dehors, le second en dedans.

La main est divisée en *carpe ,* en *métacarpe ,* et en *doigts.*

Le *carpe* ou le poignet, est la partie qui joint la main à l'avant-bras ; il est formé par huit petits os placés sur deux rangées et qui sont distingués par des noms particuliers : la rangée supérieure ou brachiale des os du carpe, comme la rangée inférieure ou métacarpienne, est formée de quatre os ; ces os sont, en comptant du côté du pouce vers le petit doigt, l'*os scaphoïde*, l'*os lunaire* ou *semi-lunaire*, l'*os pyramidal,* et l'*os pisiforme.*

La rangée inférieure est formée par les os suivans : l'*os trapèze*, l'*os trapézoïde ,* le *grand os ,* et l'*os crochu* ou *unciforme.*

Le *métacarpe* est la partie de la main située entre le carpe et les doigts ; il est composé de cinq os distingués les uns des autres par les noms numériques de premier, second, troisième, quatrième et cinquième os du métacarpe. La face antérieure du métacarpe répond à la paume de la main ; sa face postérieure forme ce qui est appelé le dos la main.

Les *doigts* sont au nombre de cinq. Le premier s'appelle *pouce ;* le second, *indicateur ;*

le troisième, *doigt du milieu* ou *grand doigt ;* le quatrième, *annulaire ;* et le cinquième, *au-riculaire*, ou petit doigt.

Tous les doigts sont composés de trois os qu'on appelle *phalanges* à l'exception du pouce qui n'en a que deux.

Les extrémités inférieures ou abdominales sont attachées à la partie inférieure du tronc ; elles se composent de la *cuisse*, de la *jambe* et du *pied*.

La *cuisse* s'étend depuis le tronc jusqu'à la jambe ; elle est formée par un seul os, le plus volumineux et le plus long de tous les os du corps, auquel on a donné le nom de *fémur*.

La *jambe* ou la seconde partie de l'extrémité inférieure est située entre la cuisse et le pied ; elle est formée, en dedans, par l'os *tibia* ; en dehors, par l'os *péroné ;* et à sa partie anté-rieure et supérieure par la *rotule*.

On divise le pied en trois parties, savoir : une postérieure nommée *tarse*, une moyenne appellée *métatarse*, et une antérieure que forment les *orteils*.

Les os qui entrent dans la composition du tarse, sont l'*astragale*, le *calcaneum*, le *sca-phoïde*, le *cuboïde*, et les trois *cunéiformes*.

Le *métatarse*, ou la partie moyenne du pied, est composé de cinq os distingués par les noms numériques de premier, second, troisième, etc., en comptant du gros orteil vers le petit.

Les *orteils* sont au nombre de cinq, et, comme les doigts de la main, formés de trois phalanges : le gros orteil n'en a que deux.

On désigne sous le nom de *sésamoïdes* de petits os dont le nombre est sujet à varier; placés dans certaines articulations des doigts et des orteils, ils ont pour usage d'augmenter la force des muscles dans les tendons desquels ils se sont développés.

On appelle os *vormiens* de petits os surnuméraires qu'il n'est pas rare de rencontrer dans les sutures principales des os du crâne.

Le nombre total des os qui entrent dans la composition du squelette, est, en général, de *deux cent quarante-huit :* il y a *huit* os au crâne; *quatorze* à la face, auxquels il faut ajouter *trente-deux dents,* *huit osselets* de l'ouïe, et l'os *hyoïde ; vingt-quatre* vertèbres ; le *sacrum* et le *coccyx ; vingt-quatre* côtes ; le *sternum ; deux* os *innominés ; quatre* os pour les épaules; *deux* pour les bras; *quatre* pour les avant-bras; *seize* pour les carpes ; *dix* pour les métacarpes; *vingt-huit* phalanges pour les doigts ; *deux* os pour les cuisses ; *six* pour les jambes; *quatorze* pour les tarses; *dix* pour les métatarses ; *vingt-huit* phalanges pour les orteils; *huit* os sésamoïdes pour les pouces et les gros orteils.

CHAPITRE V.

DE LA CONNEXION DES OS.

On donne le nom d'*articulation* à l'assemblage de deux ou d'un plus grand nombre d'os qui sont en contact par des surfaces conformées de manière à se correspondre.

Il y a trois espèces d'articulations : la première, nommée *diarthrose*, permet le mouvement ; la seconde, appelée *synarthrose*, ne permet pas le mouvement ; la troisième, ou la *symphyse*, a lieu lorsque les os sont articulés à l'aide d'une substance intermédiaire.

La *diarthrose* ou l'*articulation mobile* comprend l'*énarthrose*, l'*arthrodie*, le *ginglyme*, la *trochoïde* et l'*amphiarthrose*.

L'*énarthrose* a lieu lorsque la tête arrondie d'un os est reçue dans une cavité profonde d'un autre os, de manière à permettre le mouvement dans toutes les directions : comme l'articulation de la tête du fémur avec la cavité cotyloïde de l'os innominé ; l'*arthrodie*, lorsque la tête arrondie d'un os est reçue dans une cavité peu profonde d'un autre os : comme l'articulation de la tête de l'humérus avec la cavité glénoïde de l'omoplate. Le *ginglyme* ne permet le mouvement que dans deux directions, comme les articulations du bras avec l'avant-bras; de la cuisse avec la jambe; celle des doigts et des orteils. La *trochoïde* permet à un os de tourner sur un autre comme le font la première vertèbre cervicale sur l'apophyse odontoïde de la seconde; le radius sur le cubitus : l'*amphiarthrose* ne permet qu'un mouvement très peu prononcé, tel que celui des os du métacarpe et du métatarse.

La *synarthrose* ou *l'articulation immobile*, comprend la *suture*, l'*harmonie*, la *gomphose* et la *connexion* par *schyndilèse*.

Dans l'articulation par suture, l'union se fait au moyen des bords dentelés des os qui s'engrènent les uns dans les autres, comme cela a lieu pour les os du crâne entre eux.

L'articulation par harmonie est celle dans laquelle l'union s'opère à l'aide de surfaces rugueuses, non dentelées; les os de la face en offrent un exemple.

Il y a articulation par gomphose lorsqu'un os est fixé dans un autre, comme une cheville dans un trou; l'implantation des dents dans les alvéoles des os maxillaires en fournit un exemple remarquable.

Dans l'articulation par schyndilèse, l'union se fait par l'introduction d'un os dans un autre, comme cela a lieu pour l'articulation du bord supérieur du vomer avec la crête osseuse que

présente la partie moyenne de la face inférieure du corps du sphénoïde.

Il y a cinq sortes de symphyse; cette dernière est nommée synchondrose lorsqu'un os est
uni à un autre à l'aide d'un cartilage intermédiaire, comme on le remarque dans l'articulation du corps des vertèbres : syssarcose, lorsqu'un os est joint à un autre au moyen d'un
ou de plusieurs muscles ; tel est le mode d'u-
nion de l'os hyoïde avec le sternum : syné-
vrose, quand l'union des os se fait par une
membrane intermédiaire; comme cela a lieu
pour l'articulation des os du crâne dans l'enfant nouveau-né : syndesmose, quand la connexion des os s'opère par un ligament intermédiaire; comme dans l'articulation du radius
avec le cubitus : synostose, lorsque deux os,
primitivement séparés, sont ensuite réunis l'un
à l'autre par une substance osseuse intermédiaire ; comme cela arrive pour l'articulation
de l'apophyse basilaire de l'occipital avec la
face postérieure du corps du sphénoïde.

Les articulations des os du crâne entre eux,
toutes synarthrodiales, sont nommées sutures.
Les principales sutures du crâne sont : la suture
fronto-pariétale, formée par la réunion du
bord supérieur de l'os frontal avec le bord an-
térieur des pariétaux : la suture sagittale qui
résulte de l'union du bord supérieur d'un pariétal, avec le bord supérieur du pariétal op-

posé : la suture lambdoïde ou celle que formé la jonction des bords postérieurs des pariétaux, avec les bords supérieurs de l'occipital : les sutures écailleuses ou squammeuses formées par l'articulation de la portion squammeuse des temporaux, avec le bord inférieur des pariétaux.

Dans les articulations mobiles, les surfaces osseuses contiguës sont toujours recouvertes d'une couche de substance cartilagineuse, qui permet aux os de glisser d'autant plus facilement les uns sur les autres, que la surface libre de cette couche est continuellement lubréfiée par de la synovie.

La *synovie* est une humeur très visqueuse fournie par les glandes synoviales qui sont placées à l'extérieur des capsules articulaires.

Les *capsules articulaires* sont des ligamens membraniformes qui servent à entourer les articulations, et à y retenir l'humeur synoviale.

L'articulation de la tête avec le sommet de la colonne vertébrale se fait par la réception des condyles de l'occipital dans deux petites cavités creusées à la face supérieure des masses latérales de la première vertèbre cervicale, ou l'atlas. Cette articulation est une double arthrodie qui permet la flexion, l'extension et des mouvemens latéraux.

CHAPITRE VI.

DE LA MYOLOGIE.

La *myologie* est la partie de l'anatomie qui traite des muscles.

Les *muscles* sont les organes actifs du mouvement; ce sont des masses charnues plus ou moins volumineuses formées de fibres, qui jouissent de la faculté de se raccourcir et de se relâcher.

Les muscles ont en général une forme qui permet de leur distinguer une partie moyenne charnue, et deux extrémités tendineuses fortement attachées aux os.

La couleur rouge du tissu des muscles n'est pas celle des fibres qui le composent; cette couleur n'est due qu'à la quantité plus ou moins grande de sang contenue dans les vaisseaux qui le pénètrent : soumis à un lavage prolongé, les muscles quittent leur couleur rouge, et leur tissu devient blanc.

Les fibres motrices qui composent la partie charnue des muscles sont sensibles et irritables; les tendons ou les extrémités des muscles sont des parties qui n'ont ni sensibilité ni irritabilité.

Il y a des muscles qui doivent leurs noms à

leur mode d'action ; tels sont les muscles fléchisseurs, les extenseurs, les abaisseurs, les
élévateurs, etc.

D'autres muscles sont nommés en raison des
parties auxquelles ils sont attachés ; comme le
muscle sterno-hyoïdien qui s'attache au sternum et à l'os hyoïde ; le muscle sterno-cleïdo-
mastoïdien qui s'attache au sternum, à la clavicule et à l'apophyse mastoïde du temporal;
les muscles thyro-hyoïdien, stylo-glosse, etc.

Quelques muscles portent le nom des figures
géométriques auxquelles leur forme les a fait
comparer, tels que le *muscle trapèze*, le *sca-
lène*, le *rhomboïde*, et le *muscle pyramidal*
situé à la partie antérieure de l'abdomen.

Il y a d'autres muscles qui sont nommés en
raison de la région qu'ils occupent, comme le
muscle temporal, situé dans la région des
tempes; le *muscle lingual*, qui appartient à la
langue ; le *muscle pectoral*, situé à la partie
antérieure de la poitrine, etc.

Les muscles sont généralement disposés par
paires ; les uns occupent le côté droit du corps,
les autres le côté gauche.

On appelle *congénères* les muscles dont l'action concourt à produire le même mouvement.

On nomme *antagonistes* les muscles qui
agissent en sens inverse les uns aux autres,
comme le font, par exemple, les fléchisseurs à
l'égard des extenseurs.

C'est dans le raccourcissement ou la contraction des fibres charnues dont ils sont composés, que consiste l'action des muscles ; ces derniers, en se contractrant, tirent les différentes parties du corps au moyen des tendons, comme une force mouvante tire un poids par le moyen d'une corde.

Il y a trois espèces de mouvemens musculaires : ces derniers sont ou *volontaires*, ou *involontaires*, ou *mixtes*.

Les *mouvemens volontaires* sont ceux qu'exécutent les muscles dont l'action est entièrement soumise à l'empire de la volonté individuelle, comme lorsqu'on lève le bras, que l'on étend la jambe, que l'on remue la langue, etc.

Les *mouvemens involontaires* sont ceux qu'opèrent certains muscles dont la contraction n'est pas sous la dépendance de la volonté, comme la contraction et la dilatation du cœur, le mouvement de l'estomac, celui des intestins, etc.

Les *mouvemens mixtes* sont ceux que produisent les muscles qui ne sont soumis que jusqu'à un certain point à la volonté, et dont l'action s'exécute habituellement sans que l'individu en ait la conscience; tels tont les mouvemens des muscles de la respiration.

On nomme *irritabilité* des muscles, la propriété en vertu de laquelle ils entrent en con-

traction, indépendamment de la volonté, lorsqu'on pique ou qu'on irrite d'une manière
quelconque les fibres charnues dont ils sont
composés.

L'irritabilité des muscles est en raison du
nombre et de la grosseur des nerfs et des artères qui s'y distribuent; la langue qui reçoit
une grande quantité de nerfs est une des parties du corps dont les mouvemens sont les plus
soumis à la volonté.

Toujours placés dans des endroits où ils ne
peuvent gêner les fonctions des organes qui
leur sont contigus, les muscles sont de toutes
les parties celles qui concourent le plus à con-
stituer les formes extérieures du corps humain
et à leur donner une grace qui n'existerait pas
sans eux.

Supposons que les muscles destinés à mou-
voir les doigts, soient placés dans la paume et
sur le dos de la main : cette dernière ne serait
plus alors qu'une sorte de masse informe tout-
à-fait incapable de remplir les fonctions qui lui
appartiennent. C'est pour obvier à cet incon-
vénient que la nature a situé les muscles moteurs des doigts à l'avant-bras, aux os duquel
ils s'attachent près du coude, et que de l'avant-
bras ces muscles vont se fixer aux phalanges
par le moyen de longs tendons qui passent
sous les ligamens du carpe.

En général, plus les muscles sont gros et

développés, plus les forces musculaires sont considérables. Les individus doués de la constitution athlétique, constitution caractérisée par une prédominance remarquable du système musculaire, ont une force bien supérieure à celle des autres hommes, et sont, par conséquent, les plus aptes à lutter avec succès contre des résistances matérielles.

Les principaux muscles impairs sont le *diaphragme* et les *sphincters*.

Le *diaphragme* est un large plan musculeux qui sépare horizontalement la cavité de la poitrine de la cavité du ventre; les bords de ce muscle sont charnus, son centre est tendineux; sa face supérieure, convexe, fait partie de la cavité thoracique; sa face inférieure, concave, est tournée vers l'abdomen.

De tous les muscles dont l'action concourt aux mouvemens de la respiration, le diaphragme est le plus essentiel; son importance est telle que, même dans les cas d'ankylose des côtes, circonstance qui prive entièrement ces dernières de leurs fonctions à l'égard de la respiration, celle-ci n'en continue pas moins, sans altération bien sensible, par la seule action du diaphragme : le diaphragme a aussi pour usage de seconder les muscles abdominaux dans leurs efforts pour l'expulsion des matières fécales et de l'urine.

Les *sphincters* sont des muscles annuliformes,

3..

ainsi nommés parce qu'ils ont pour usage de fermer et de resserrer les passages ou les conduits naturels. Le *muscle orbiculaire* des lèvres a pour usage de tenir l'ouverture de la bouche habituellement fermée à un degré convenable, mais qui peut augmenter à la volonté de l'individu. Les mouvemens des sphincters sont des mouvemens mixtes qui répondent parfaitement aux besoins et aux fonctions du corps humain.

Il est curieux de remarquer que des fonctions très importantes et très délicates, sont parfois confiées aux plus petites parties; ainsi, bien que les fibres contractiles de l'iris de l'œil, soient si tenues qu'on ne puisse les voir sans l'aide du microscope, elles n'en sont pas moins chargées de dilater ou de resserrer l'ouverture de la pupille; circonstance qui met l'œil à l'abri du dommage que lui causerait l'impression d'une lumière trop vive, en laissant d'ailleurs à cet organe la faculté de voir les corps extérieurs à des degrés de lumière variés.

CHAPITRE VII.

DE L'ANGIOLOGIE.

L'*angiologie* est la partie de l'anatomie qui traite des vaisseaux.

Les *vaisseaux* sont des canaux membraneux, dans l'intérieur desquels circulent le *sang*, la *lymphe*, le *chyle*, ou quelque fluide sécrété; on les divise en *artères*, en *veines*, en *absorbans* et en *conduits excréteurs*. Il n'est pas une seule partie de l'économie animale qui ne soit pénétrée par des vaisseaux, à l'exception de l'épiderme et des ongles, dans lesquels les injections n'ont pu, jusqu'à présent, en démontrer l'existence.

Les *artères* sont des vaisseaux cylindriques, membraneux et élastiques, qui partent des ventricules du cœur, en reçoivent le sang et le distribuent à toutes les parties avec un mouvement de pulsation.

La grosseur des artères diminue graduellement à mesure qu'elles s'éloignent du cœur pour se porter aux extrémités, où elles se terminent par anastomose avec les veines ou les vaisseaux exhalans.

On nomme *anastomose* la jonction et la communication des vaisseaux entre eux.

Les *vaisseaux artériels* sont composés de trois membranes que l'on appelle tuniques des artères : l'une de ces tuniques est extérieure; l'autre, de nature fibreuse, est moyenne; la troisième, extrêmement fine et polie, est intérieure.

Ce nombre de membranes, dans la composition des parois artérielles, était très nécessaire pour leur donner une force de résistance capable de soutenir les chocs qu'elles reçoivent continuellement de la part du sang qu'elles renferment. Les artères ont pour usage de porter le sang du cœur aux diverses parties du corps pour les nourrir, de conserver la vie en stimulant l'action des organes, de développer la chaleur animale, et de faire parvenir aux parties glanduleuses les matériaux nécessaires à la formation des fluides sécrétés.

Les artères ont des vaisseaux qui leur appartiennent et les nourrissent; ces vaisseaux ont été appelés vaisseaux des vaisseaux. Il n'y a, strictement parlant, que deux artères : l'*artère pulmonaire* qui part du ventricule droit du cœur, et l'*artère aorte* qui naît du ventricule gauche, tous les autres vaisseaux artériels n'étant que des divisions de l'artère pulmonaire et de l'aorte; cependant ces vaisseaux secondaires sont également appelés artères, et portent en outre des noms qui leur sont particuliers.

Poussé avec force par les contractions des ventricules du cœur dans l'intérieur des artères, le sang dilate et irrite les parois de ces vaisseaux qui, au moyen de leur tunique moyenne, se contractent sur ce fluide et le chassent dans les muscles, les os, les glandes, les membranes, enfin dans toutes les parties du corps, pour les nourrir et pour fournir aux diverses sécrétions :

après avoir ainsi traversé le tissu de tous les organes, et y avoir déposé les molécules nécessaires à leur entretien, le sang passe des artères dans les veines.

On nomme *pouls* le battement des artères produit par l'impulsion que le sang reçoit du ventricule gauche du cœur, et qui tend à dilater le système artériel.

Le pouls se compose de deux mouvemens : l'un de dilatation, nommé *diastole*; l'autre de resserrement, appelé *systole*. Appréciable dans les troncs et les branches principales des artères, le pouls cesse de l'être dans les vaisseaux capillaires.

L'aorte est la plus grosse de toutes les artères : née du ventricule droit du cœur, elle se dirige d'abord en haut, fournissant les deux *artères coronaires*, et se courbe bientôt sur elle-même de manière à former une arcade qui porte le nom de *crosse de l'aorte*; elle descend alors, appuyée sur le côté gauche de la colonne vertébrale, pénètre dans l'abdomen en passant à travers le diaphragme; et, parvenue à la dernière vertèbre lombaire, se divise en deux troncs nommés *artères iliaques primitives*.

L'artère innominée qui, en se divisant, forme l'artère *carotide primitive* et la *sous-clavière* du côté droit. *L'artère carotide primitive gauche* et la *sous-clavière gauche*, sont les trois gros troncs artériels que fournit la crosse de l'aorte, et desquels naissent tous les vaisseaux qui vont distribuer le sang à la tête, au cou et aux membres supérieurs.

Lorsque les artères carotides primitives sont sorties de la cavité de la poitrine, elles montent le long du cou, laissant entre elles un intervalle rempli par le *larynx*, la *trachée-artère* et l'*œsophage*; parvenues au niveau de l'angle de la mâchoire inférieure, elles se divisent en deux branches, dont l'une est appelée *carotide externe*, et l'autre *carotide interne*.

L'artère carotide externe fournit huit branches principales qui vont se distribuer au cou et à la face.

Accompagnée des nerfs *grand sympathique* et de la *huitième paire*, l'artère carotide interne se dirige vers le *canal carotidien* de l'os temporal, pénètre dans le crâne, fournit deux artères très petites à la glande pituitaire, ainsi qu'à la troisième, à la quatrième, à la cinquième paires de nerfs, et, peu après son entrée dans le crâne, elle se divise en plusieurs branches destinées à l'œil et au cerveau.

L'artère *sous-clavière* droite prend naissance de l'artère innominée; l'artère *sous-clavière gauche* sort immédiatement de la crosse de l'aorte.

Les artères sous-clavières fournissent différentes branches qui vont se porter à la poitrine, au cou, et à la partie supérieure et postérieure du cerveau ; les principales sont : l'*artère mammaire* interne, qui fournit plusieurs autres artères ; l'*artère thyoïdienne* inférieure, de laquelle naissent également différens vaisseaux artériels ; enfin, l'*artère vertébrale*, qui, passant dans les trous dont sont percées les apophyses transverses des vertèbres cervicales, monte dans la cavité du crâne, où elle se réunit à l'artère vertébrale du côté opposé, pour former l'*artère basilaire*, et fournir différentes branches qui vont se distribuer au cerveau.

Arrivée au creux de l'aisselle, l'artère sous-clavière change de nom et prend alors celui d'*artère axillaire* ; celle-ci, arrivée au bras, est appelée *artère brachiale* ; enfin, l'artère brachiale, parvenue à l'avant-bras, se divise en deux branches principales, dont l'une, située en dedans, forme l'*artère cubitale*, tandis que l'autre, placée du côté externe, forme l'*artère radiale*.

Les branches fournies par l'artère axillaire vont se distribuer à la poitrine et à l'épaule.

L'artère brachiale donne naissance à quatre branches principales qui se portent à l'avant-bras.

C'est de l'artère cubitale que naissent les artères *récurrentes* qui s'anastomosent avec une des branches de l'artère brachiale ; l'artère cu-

bitale donne aussi de petites artères aux muscles qu'elle rencontre dans le trajet qu'elle parcourt pour se rendre au poignet, où elle se termine en fournissant des branches à la paume de
la main et aux doigts.

L'artère radiale s'étend depuis le pli du bras
jusqu'à la paume de la main, où elle forme une
arcade désignée sous le nom de *palmaire profonde ;* cette artère fournit la récurrente radiale, dont les divers rameaux s'anastomosent
avec les collatérales de l'artère brachiale, ainsi
que plusieurs autres petites branches, telles que
l'*artère dorsale* du pouce, la *dorsale* du
carpe, etc.

Après avoir donné naissance aux artères
sous-clavières et aux carotides primitives,
l'aorte descend et conserve le nom d'aorte thoracique tant qu'elle n'a pas franchi les pilliers
du diaphragme. C'est pendant son trajet dans
l'intérieur de la poitrine, que cette grosse artère fournit les bronchiales, artères qui vont
aux poumons ; les *œsophagiennes* qui se portent à l'œsophage ; les *inter-costales* qui se
rendent aux côtes, et les *médiastines* posté-
rieures qui se distribuent à la partie postérieure
du médiastin.

Lorsque l'aorte a traversé le diaphragme,
elle prend le nom d'*aorte descendante, inférieure* ou *abdominale.* Durant l'espace qu'elle
parcourt dans la cavité du ventre, cette artère

fournit un grand nombre de branches qui se divisent et se subdivisent en se distribuant aux lombes et aux différens viscères contenus dans l'abdomen. L'*artère céliaque* est la principale de ces branches; c'est d'elle que naissent l'artère *coronaire stomachique*, l'artère *hépatique* qui porte le sang au foie, et l'artère *splénique* qui distribue le sang à la rate. Les *artères rénales*, qui font partie de celles que fournit l'aorte ventrale, vont se porter aux reins.

Parvenue au niveau de la jonction de la quatrième vertèbre lombaire avec la cinquième, l'aorte donne naissance aux artères iliaques primitives, par sa division en deux gros troncs.

Les iliaques primitives ne conservent pas long-temps le même volume ; elles se divisent bientôt elles-mêmes en deux branches qui forment les artères iliaques externes, et les iliaques internes : ces dernières sont aussi appelées artères hypogastriques.

Les principales branches fournies par l'artère hypogastrique ou iliaque interne, sont : l'iléo-lombaire, l'obturatrice, l'hémorrhoïdale moyenne, les vésicales, l'ombilicale, etc.

L'iliaque externe ne donne naissance qu'à deux artères; l'une, interne, est nommée artère épigastrique; l'autre, externe, porte le nom d'artère iliaque antérieure.

Parvenue à l'arcade crurale, l'artère iliaque externe passe sous le *ligament de Fallope* pour

4

se porter à la cuisse, où elle est appelée *artère fémorale* ou *crurale* ; elle donne deux branches, se porte dans le creux du jarret, à la partie supérieure et postérieure de la jambe, et prend alors le nom de *poplitée* ; enfin, après avoir fourni plusieurs rameaux à l'articulation tibio-fémorale, elle se divise, au-dessous du jarret, en deux branches principales qui forment la tibiale antérieure et la tibiale postérieure.

L'*artère tibiale antérieure*, située à la partie antérieure de la jambe, s'étend depuis l'extrémité supérieure de l'os péroné jusqu'au tarse, et passe sous le ligament annulaire du pied, où elle prend le nom d'artère pédieuse.

L'*artère tibiale postérieure*, placée à la partie postérieure de la jambe, se porte vers la malléole interne, et se divise, sous la voûte du calcanéum, en deux branches nommées artères plantaires.

Moins volumineuse que l'aorte, *l'artère pulmonaire* tire son origine du ventricule droit du cœur, et se divise presqu'aussitôt en deux branches, dont l'une va au poumon droit, l'autre au poumon gauche : c'est de cette artère que les poumons reçoivent le sang veineux ou le sang noir, pour le transformer en sang rouge ou sang artériel, par l'acte de la respiration. La transformation du sang noir en sang rouge s'opère lors du passage de ce fluide à travers le tissu pulmonaire, où il s'empare d'un principe sans lequel la vie ne peut avoir lieu : le système artériel, ou système des vaisseaux à sang rouge, est celui qui répand ce principe dans toutes les parties de l'économie animale.

CHAPITRE VIII.

DES VEINES.

Les *veines* sont des canaux membraneux, dans la structure desquels entrent trois tuniques moins épaisses, moins élastiques et plus transparentes que celles des vaisseaux artériels; les pulsations que présentent ces derniers, n'existent pas dans les veines, dont l'usage est de ramener au cœur le sang qui a été distribué à toutes les parties du corps par les artères.

Les veines naissent par anastomose des extrémités des artères, et se terminent aux oreillettes du cœur : ces vaisseaux suivent ordinairement le trajet des artères; mais ils sont généralement placés plus près de la surface du corps.

Les veines sont, comme les artères, distinguées en troncs, en branches, etc.

L'intérieur des parois veineuses offre des replis membraneux, semi-lunaires, appelés valvules, dont l'usage est d'empêcher le sang de prendre une direction opposée à celle qu'il doit suivre pour parvenir au cœur.

Les principaux troncs veineux sont : la *veine cave supérieure* qui reçoit le sang de la tête, du cou, du thorax et des membres supérieurs : la *veine cave inférieure*, dans laquelle vient se jeter le sang de toutes les parties de l'abdomen, et celui des membres inférieurs.

La *veine cave supérieure* reçoit le sang des veines sous-clavières, de la veine azygos, et le porte dans le ventricule droit du cœur.

Les *veines sous-clavières* reçoivent le sang de la tête et des membres thoraciques.

La *veine céphalique*, qui se sépare de l'axillaire au niveau de la tête de l'humérus, pour se porter un peu au-dessus du pli du bras, où elle fournit deux branches, dont l'une est la *médiane céphalique*, et l'autre la *radiale superficielle ;* la *veine basilique* qui, plus volumineuse que la céphalique, semble être la continuation de la veine axillaire elle-même, et se partage en trois branches, dont l'une est nommée médiane basilique, et les deux autres cubitales superficielles, distinguées en interne et en externe, sont les principales veines des membres supérieurs, en y comprenant les veines brachiales, qui accompagnent l'artère du même nom, et donnent des branches qui correspondent à celles qui sont fournies par cette artère.

La *veine sous-clavière* reçoit le sang que

lui apportent la *jugulaire externe*, la *jugulaire interne*, la *vertébrale*, ainsi que celui de plusieurs autres veines de l'intérieur du thorax et des parties adjacentes; puis se réunit à la sous-clavière du côté opposé pour former le gros tronc veineux, connu sous le nom de veine cave supérieure, ou veine cave descendante.

Les *veines frontales*, les *faciales*, les *auriculaires*, les *sub-linguales* et les *occipitales* sont celles qui, en se réunissant sur les parties latérales du cou, concourent à former la veine jugulaire externe.

Le sang de toutes les parties du cerveau, versé dans les sinus latéraux de la *dure-mère*, sort de ces derniers pour passer dans les veines jugulaires internes, qui descendent sur les parties latérales et antérieures du col, en accompagnant les artères carotides primitives; les jugulaires internes reçoivent aussi le sang des *veines thyroïdiennes*, des *maxillaires internes*, et pénètrent dans la cavité de la poitrine, où elles s'unissent enfin aux veines sous-clavières.

La *veine azygos* porte à la veine cave supérieure le sang qu'elle a reçu des veines bronchiales, des œsophagiennes, des vertébrales et des inter-costales.

Les *veines pulmonaires* sont au nombre de quatre, deux pour chaque poumon; elles naissent des dernières ramifications des artères pulmonaires, et se terminent à la partie supérieure et postérieure de l'oreillette gauche du cœur. Comme toutes les autres veines, les pulmonaires ne renferment pas du sang noir ; celui qu'elles portent dans les cavités gauches du cœur est un sang artériel d'une couleur rouge éclatante.

La *veine crurale* ou *fémorale*, qui descend le long de la partie antérieure et interne de la cuisse, avec l'artère du même nom ; la grande *veine saphène*, ou *saphène interne*, qui s'étend depuis la partie supérieure de la cuisse jusqu'au pied, sur le dos duquel elle jette un grand nombre de branches, après avoir passé au devant de la malléole interne ; la veine *poplitée* qui fournit la tibiale antérieure, la *péronière* et la *tibiale postérieure ;* la petite *veine saphène* qui, de la veine poplitée, va se porter sur le bord externe du pied, en passant au devant de la malléole externe, sont les principaux vaisseaux chargés de ramener au cœur le sang que les artères ont distribué aux membres abdominaux.

La veine *porte* est un gros vaisseau qui conduit au foie le sang des viscères abdominaux.

On nomme *veines caves hépatiques* celles qui jettent dans la veine cave inférieure le sang des branches de la veine porte.

La circulation du sang, dans les veines, est favorisée par la contractilité des parois de ces vaisseaux, par la contraction des muscles, par la respiration et par les valvules qui empêchent ce fluide de rétrograder.

CHAPITRE IX.

DES VAISSEAUX LYMPHATIQUES OU ABSORBANS.

L'absorption ou *l'inhalation* est une fonction, en vertu de laquelle un système particulier de vaisseaux, nommés absorbans ou lymphatiques, s'empare de différens fluides répandus dans l'économie animale.

Les *vaisseaux absorbans* sont des canaux transparens, très-déliés, qui pompent la lymphe de toutes les parties du corps, le chyle contenu dans les intestins, ainsi que les diverses substances appliquées sur la peau.

Les absorbans sont distingués en vaisseaux lymphatiques et en vaisseaux lactés : ceux-ci sont situés dans le mésentère et les intestins, ceux-là dans toutes les parties du corps. Ces vaisseaux naissent par des radicules si fines qu'on ne peut les voir à l'œil nu, et ont différentes sources dont les principales sont : la surface extérieure du corps ; la surface interne de la trachée-artère, des bronches, de l'estomac, des intestins, de la vessie ; la surface des cavités du thorax, de l'abdomen, celle des organes qui y sont renfermés, et les parois des cellules du tissu cellulaire disséminé dans toutes les parties du corps. Les absorbans portent au sang la lymphe ou la sérosité qui s'exhale continuellement dans l'intérieur dēs cavités splanchniques, et dont l'accumulation ne tarderait pas à produire des hydropisies; ils conduisent le chyle des intestins au canal thoracique, et peuvent introduire dans l'économie des substances médicamenteuses appliquées sur les tégumens.

Le *canal thoracique* est un conduit qui s'étend depuis le corps de la première vertèbre lombaire, jusqu'à la veine sous-clavière gauche, dans laquelle il va s'ouvrir et mêler au sang noir le produit de toutes les absorptions. Ce canal tire son origine d'une sorte d'empoule pyriforme, nommée *réservoir du chyle*, située devant le corps de la première vertèbre des lombes, et formée par la réunion des vaisseaux lymphatiques des membres abdominaux et des vaisseaux lactés : de là, il monte le long de la partie postérieure de la poitrine, au-devant des vertèbres dorsales, entre l'aorte et la veine azygos, passe derrière l'œsophage et la crosse de l'aorte, continue de monter jusqu'à la première ou la deuxième vertèbre du dos, s'y divise souvent en deux branches qui se réunissent presqu'aussitôt, et va s'ouvrir dans la veine sous-clavière, à la partie externe et postérieure de l'union de cette veine, avec la jugulaire interne.

Pendant son trajet, le canal thoracique reçoit les vaisseaux absorbans des reins, de la rate, des poumons, du cœur, ainsi que ceux des autres viscères et des muscles de l'abdomen et de la poitrine.

Les vaisseaux absorbans de la tête et du cou se réunissent pour former une branche assez considérable, qui accompagne la veine jugulaire jusqu'à la veine sous-clavière.

Les absorbans des membres thoraciques, comme ceux des membres abdominaux, sont distingués en superficiels et en profonds.

Les absorbans superficiels des extrémités supérieures montent sous les tégumens, formant au poignet une branche qui se dirige de la partie postérieure de l'avant-bras vers le bras, et de celui-ci à l'aisselle, recevant dans son trajet plusieurs autres branches; une seconde branche principale et superficielle part également du poignet, rampe sur la partie antérieure de l'avant-bras, y forme une espèce de réseau en s'unissant avec plusieurs rameaux voisins, et monte aussi à l'aisselle. Les absorbans profonds accompagnent les principaux vaisseaux sanguins, et montent aux glandes axillaires qu'ils traversent, ainsi que les absorbans superficiels; tous ces vaisseaux finissent par former deux troncs qui s'unissent en un seul, lequel va s'insérer au canal thoracique.

Les absorbans superficiels des extrémités

inférieures sont situés entre la peau et les muscles; ils se réunissent en une branche principale qui monte le long de la jambe et de la
cuisse pour se rendre aux glandes inguinales.
Les absorbans profonds suivent le cours des
artères, traversent plusieurs des glandes de
l'aine, s'unissent enfin aux absorbans superficiels, et se portent au commencement du canal thoracique.

CHAPITRE X.

DE LA NÉVROLOGIE.

La *névrologie* est la partie de l'anatomie qui
donne la connaissance des nerfs.

Les *nerfs* sont les organes du sentiment et
du mouvement; ce sont de longs cordons blanchâtres et pulpeux, composés de faisceaux
de fibres, qui partent, soit du cerveau, soit
de la moelle épinière, et vont se distribuer aux
organes des sensations, aux muscles, aux os,
aux vaisseaux, enfin, à toutes les parties du
corps, dans le tissu desquelles ils se terminent.

Les nerfs fournis par le cerveau sont nommés *nerfs cérébraux*; ceux qui émanent de la
moelle vertébrale portent le nom de nerfs de la
moelle épinière.

Les *nerfs* se divisent en *troncs*, en *branches*, en *rameaux*, en *filets capillaires*, en *papilles*, en *plexus nerveux* et en *ganglions*.

Les nerfs sortent du cerveau et de la moelle vertébrale, symétriquement par paires, vis-à-vis les uns des autres, et vont se distribuer aux parties semblables, les uns à droite, les autres à gauche.

Il y a *neuf paires de nerfs cérébraux :* 1° les nerfs olfactifs, ou nerfs de l'odorat; 2° les nerfs optiques, ou nerfs de la vue; 3° les nerfs moteurs des yeux; 4° les nerfs pathétiques ou trochléateurs; 5° les nerfs trijumeaux; 6° les nerfs moteurs externes des yeux; 7° les nerfs auditifs, ou de l'ouïe; 8° les nerfs de la paire vague, ou nerfs moyens sympathiques; 9° les nerfs linguaux, ou nerfs du goût.

Les nerfs fournis par la moelle épinière se divisent en huit paires cervicales, en douze paires dorsales, en cinq paires lombaires et en six paires sacrées.

Les nerfs sont recouverts, à leur origine, par la *pie-mère*, et, à leur sortie du crâne et du canal vertébral, par la *dure-mère*, qui les accompagne pendant un certain temps, pour en former l'enveloppe extérieure, sous l'apparence d'une membrane cellulaire résistante; mais, arrivés dans les parties où ils se terminent, les nerfs sont mous et pulpeux.

Les *plexus nerveux* sont des espèces de ré-

seaux formés par la réunion et l'entrecroise-
ment d'un nombre plus ou moins considérable
de nerfs; on les rencontre surtout dans le voisinage des viscères abdominaux.

Les *ganglions* sont de petits nœuds ou pe-
lotons d'un blanc rougeâtre, variables par le
volume et la forme. Ordinairement placées sur
le trajet d'un assez grand nombre de nerfs, ces
sortes de petites glandes nerveuses, dont le
tissu semble n'être qu'une modification de celui
des nerfs qui les forment, ont des usages qui
ne sont pas bien connus ; cependant on les re-
garde, en général, comme autant de petits
cerveaux isolés, dans l'intérieur desquels le
fluide nerveux est soumis à une élaboration
particulière.

Les nerfs sont les organes des sensations, et
constituent celles de la vue, de l'odorat, de
l'ouïe, du goût et du toucher; ils sont aussi les
organes du mouvement, la contraction musculaire étant toujours sous la dépendance immédiate du système nerveux. La compression, la
ligature, ou la section d'un nerf, entraînent
constamment la paralysie ou la perte du mouvement et du sentiment, dans les parties qui
reçoivent leurs branches nerveuses de la portion de ce nerf qui est inférieure à la compression, à la ligature ou à la section.

Les nerfs sont ordinairement entourés d'un
tissu cellulaire plus ou moins graisseux, et

passent dans les interstices des muscles et les coulisses des os; cependant, plusieurs des principaux troncs nerveux suivent le même trajet que les artères auxquelles ils sont alors contigus.

Toutes les parties sensibles et irritables reçoivent des nerfs qui viennent s'y terminer d'une manière qui n'est pas toujours la même; les nerfs qui pénètrent dans les muscles y dégénèrent en fibrilles tellement fines, qu'elles échappent bientôt à la vue; ceux que reçoivent les viscères dégénèrent aussi en filets si déliés et si mous, qu'il est presqu'impossible de les suivre dans le tissu de ces parties. Plusieurs nerfs, au lieu de se ramifier comme les autres, se terminent par des extrémités molles et pulpeuses; tels sont les nerfs optiques, dont l'épanouissement forme les rétines des yeux : la portion molle des nerfs auditifs, qui est l'organe immédiat de l'ouïe, en fournit aussi un exemple.

Le nerf grand sympathique constitue à lui seul ce qu'on nomme système nerveux de la vie organique : c'est un nerf considérable qui se distribue à presque tous les viscères, et joue un très grand rôle dans l'économie animale; il est formé par tous les filets que lui envoient quelques-uns des nerfs du cerveau, et presque tous ceux de la moelle vertébrale. Ce nerf se distribue principalement aux parties dont l'action n'est pas soumise à l'empire de la volonté, tels que le cœur, l'estomac, etc.

CHAPITRE XI.

DES GLANDES.

La partie de l'anatomie qui s'occupe spécialement de l'étude des glandes, se nomme ADÉNOLOGIE.

Les *glandes*, ou les organes des sécrétions, sont des corps plus ou moins arrondis, plus ou moins volumineux, placés dans les différentes parties du corps, les unes étant chargées de séparer du sang des fluides particuliers, les autres ayant pour usage de faire subir à la lymphe une élaboration particulière.

Les glandes sont généralement distinguées en *conglobées* et en *conglomérées* : les *glandes conglobées* servent à perfectionner la lymphe, et ont une organisation moins compliquée que celle des glandes conglomérées, qui sont spécialement destinées à séparer du sang des humeurs qui diffèrent essentiellement de ce fluide. On a aussi distingué les glandes, d'après les humeurs qu'elles fournissent, en *glandes sébacées*, en *muqueuses*, en *lymphatiques*, en *lachrymales*, en *salivaires*, en *bilieuses*, en *lactées*, etc.

On nomme *follicules sébacés*, de petites glandes simples, formées d'une membrane creusée d'une petite cavité vésiculaire, dans laquelle est renfermée une humeur grasse qui est portée à la surface de la peau, principalement dans les endroits où celle-ci est le plus exposée aux frottemens.

Semblables aux précédens pour leur structure, les *follicules muqueux* sont de très petites glandes disséminées dans les membranes muqueuses, à la surface libre desquelles ils fournissent une humeur visqueuse, nommée *mucus*.

Le *conduit excréteur* d'une glande est un petit canal qui, sortant du corps de la glande, va verser le fluide sécrété dans un réservoir particulier, ou dans une cavité quelconque.

Les glandes sont généralement entourées par une assez grande quantité de tissu cellulaire qui les unit aux parties voisines; elles reçoivent un grand nombre de vaisseaux et de nerfs qui leur sont fournis par les organes adjacens.

La *sécrétion* est une fonction propre au corps animal, en vertu de laquelle des organes particuliers, nommés glandes, séparent du sang des humeurs tout-à-fait différentes de ce fluide. On ne connaît pas le procédé qu'emploie la nature pour la formation des fluides sécrétés; tout ce qu'on peut découvrir à ce sujet, c'est que le sang est porté aux glandes par une artère, qu'une portion de ce sang en sort par une veine, et que le fluide sécrété est versé par un conduit excréteur.

Les *parotides* sont les principales glandes qui versent dans l'intérieur de la bouche une humeur très dissolvante, nommée salive, dont l'usage spécial est de se mêler aux substances alimentaires, pour les ramollir et en faciliter la digestion.

CHAPITRE XII.

DE LA SPLANCHNOLOGIE.

La *splanchnologie* est la partie de l'anatomie qui donne la description des viscères et des organes.

Les *viscères* sont des parties dont la structure est toujours très composée, et qui sont chargées de remplir les fonctions les plus importantes de l'économie animale. Principalement renfermés dans l'intérieur du *crâne*, du *thorax* et de l'*abdomen*, les viscères sont formés par la réunion d'un grand nombre de parties, comme des fibres musculaires, des nerfs, des artères, des veines, des vaisseaux lymphatiques, etc.; et ce sont ces diverses parties qui, réunies par du tissu cellulaire, et différemment disposées, suivant le genre de fonction que chaque viscère doit remplir, constituent une substance qui est appelée *parenchyme*.

Les organes sont aussi des parties dont la structure est fort composée, exerçant également des fonctions très importantes; mais qui ne sont pas renfermées dans les grandes cavités du corps : le *foie*, la *rate* sont des viscères; les *yeux*, les *oreilles* sont des organes.

L'extérieur de la tête offre deux régions; l'une est le *cuir chevelu*, l'autre est la *face*.

Les diverses parties de la face sont le *front*, les *tempes*, les *yeux*, le *nez*, les *oreilles*, les *joues*, la *bouche* et le *menton*.

Le *cuir chevelu* est divisé en partie *antérieure* ou *sinciput*, en partie *moyenne* ou *vertex*, en partie *postérieure* ou *occiput*, et en parties *latérales* ou *côtés*.

Le *cou* offre une région antérieure à la partie moyenne et supérieure de laquelle on remarque, chez les hommes, une saillie assez considérable que forme le cartilage thyroïde du larynx ; cette protubérance a été nommée la *pomme d'Adam;* une portion du fruit défendu s'étant, dit-on, arrêtée en cet endroit. La région postérieure du cou est appelée *nuque.*

Le *thorax* présente une face antérieure, une face postérieure et deux faces latérales : la face antérieure offre une partie moyenne qui répond au *sternum*, à droite et à gauche de laquelle sont placées les *mamelles;* la face postérieure de la poitrine forme la région appelée *dos;* les parties latérales sont nommées *côtés du thorax.*

Le *ventre* ou l'*abdomen* est divisé en trois régions : la première, qui est supérieure, se nomme *épigastrique;* la seconde, qui est moyenne, s'appelle *ombilicale;* et la troisième, qui est inférieure, est nommée *hypogastrique.*

Le milieu de la région *épigastrique* se nomme *épigastre,* et les côtés sont appelés *hypochondres,* l'un hypochondre droit, et l'autre hypochondre gauche. Le milieu de la région moyenne se nomme *ombilic,* et les côtés s'appellent *régions lombaires,* droite et gauche. Le milieu de la région hypogastrique se nomme simplement *hypogastre,* et les côtés s'appellent les *isles.*

La peau est une vaste membrane composée de plusieurs parties, et qui sert d'enveloppe universelle au corps.

L'*épiderme,* le *corps muqueux,* le *derme* et la *membrane adipeuse* sont les différentes parties dont la peau est composée.

L'*épiderme,* ou la *surpeau,* est une membrane ou pellicule fine, transparente, entièrement insensible, recouvrant toute la surface externe du corps, et perforée par une infinité de petits trous pour le passage des cheveux,

des poils, des vaisseaux exhalans et des vaisseaux absorbans.

L'épiderme ne recouvre pas seulement toute
la surface extérieure du corps ; il se continue
encore avec les membranes muqueuses qui tapissent l'intérieur des cavités communiquant
au-dehors par les ouvertures naturelles dont la
peau est percée, telles que celles du nez, de
la bouche, des oreilles, etc.

L'épaisseur de l'épiderme varie suivant la
nature des fonctions qu'ont à remplir les parties
qu'il recouvre : très fin, très délicat sur les
lèvres, les paupières et généralement sur toutes
les parties de la face, il est au contraire fort
dur et épais à la plante des pieds et à la paume
des mains. Les parties du corps sur lesquelles
l'épiderme offre le moins d'épaisseur, sont généralement celles qui jouissent de la plus
grande sensibilité.

La couleur de la peau ne dépend pas de celle
de l'épiderme ; celui-ci est toujours blanc,
même chez les nègres. La peau doit sa couleur
à celle du corps muqueux qui est situé entre
l'épiderme et le derme ; le corps muqueux,
blanc chez les Européens, noir chez les Afri-
cains, est plus épais dans les endroits où l'é-
piderme offre lui-même plus d'épaisseur.

Le *derme*, ou la vraie peau, est une membrane fibreuse, élastique, épaisse, sensible et
très poreuse, qui sert à envelopper toutes les

parties du corps; cette membrane reçoit une très grande quantité de nerfs, d'artères, de veines, de vaisseaux exhalans et de vaisseaux absorbans.

Une infinité de fibrilles nerveuses viennent s'épanouir sur tous les points de la surface du derme, où elles forment les papilles nerveuses dans lesquelles réside le sens du toucher : ces papilles ne sont pas disposées partout de la même manière; c'est principalement sur les lèvres et à la pulpe des doigts qu'elles sont en plus grand nombre, et qu'elles jouissent d'une sensibilité remarquable.

L'*exhalation* ou la *perspiration* est une sorte de sécrétion au moyen de laquelle les vaisseaux exhalans de la peau enlèvent au sang une certaine quantité de fluide aqueux.

L'*exhalation* est distinguée en *perspiration sensible* et en *perspiration insensible*.

La perspiration sensible constitue ce qu'on nomme vulgairement la sueur, et s'observe surtout lorsque la température du corps a été augmentée par un exercice violent, ou par tout autre cause, soit externe, soit interne, susceptible d'accroître la vitesse de la circulation du sang.

La perspiration insensible s'opère continuellement par les pores de la peau, et tient, par ce moyen, la surface du corps dans un état de moiteur convenable; cette espèce de perspiration est facilement appréciable en appliquant une partie quelconque du corps sur une glace; celle-ci est très promptement ternie par la vapeur aqueuse qui sort sans cesse de la peau, et se condense alors pour former une multitude de goutelettes.

Les *ongles* sont de petits corps blanchâtres, transparens, d'une substance semblable à de la corne, qui servent à recouvrir et à protéger les papilles nerveuses des doigts et des orteils; ils sont regardés, ainsi que les poils, comme une dépendance de la peau.

Les *poils* sont de petits filamens longs et ronds qui sortent de la peau. Leur racine, qu'on trouve sous le derme, et qu'on nomme *bulbe* ou *oignon*, est enveloppée dans une capsule creuse et vasculeuse qui renferme un fluide huileux.

Les poils du cuir chevelu sont appelés *cheveux;* ceux qui sont au-dessus des yeux sont nommés *sourcils;* ceux qui bordent les paupières se nomment *cils*, etc.

La couleur des cheveux et des poils varie à l'infini; il y en a des noirs, des blancs, des bruns, des rouges, etc.

La membrane adipeuse, ou la dernière partie des tégumens, est formée par une couche de tissu cellulaire, plus ou moins graisseux, qui sert de moyen d'union entre le derme et la surface des parties enveloppées par la peau.

CHAPITRE XIII.

DE LA TÊTE.

Les diverses parties de la tête sont distinguées en externes et en internes ; les parties
externes sont les *tégumens communs*, les *cheveux*, des *muscles*, des *artères*, des *veines*,
des *nerfs*, le *péricrâne* et le *crâne* : les parties internes sont : la *dure-mère*, la *membrane
arachnoïde*, la *pie-mère*, le *cerveau*, le *cervelet*, la *moelle alongée*, *neuf paires de
nerfs*, des *artères*, des *veines*, et un assez
grand nombre de *sinus veineux*.

Située immédiatement sous les os du crâne
auxquels elle adhère fortement, la *dure-mère*
est une membrane fibreuse, épaisse, insensible,
dont l'usage principal est d'envelopper la surface externe du cerveau, et de former divers
replis qui, en isolant les différentes parties de
cet organe, les empêchent de se comprimer ré-
ciproquement : la dure-mère sert encore à former des conduits veineux ou des sinus dans lesquels le sang des veines vient se rendre avant
d'être versé dans les veines jugulaires internes.

Les sinus de la dure-mère sont : le *longitudinal supérieur*, qui est le plus considérable de
tous ; le *longitudinal inférieur* ; les *latéraux* ;

le *sinus droit* ; les *sinus pétreux supérieurs et inférieurs* ; les *occipitaux antérieurs* ; les *occipitaux postérieurs* ; les *caverneux*, et le sinus *circulaire* de la *selle turcique*.

Placée entre la dure-mère et la pie-mère, l'*arachnoïde*, ainsi nommée d'après la ressemblance qu'on a cru lui trouver avec une toile d'araignée, est une membrane séreuse très fine, transparente, spécialement chargée de l'exhalation et de l'absorption de la sérosité du cerveau.

La *pie-mère* est une troisième membrane qui recouvre immédiatement le cerveau ; extrêmement vasculaire et délicate, elle embrasse étroitement toutes les parties de cet organe, et pénètre dans ses anfractuosités : cette membrane sert principalement à distribuer convenablement le sang qui arrive au cerveau, en offrant aux vaisseaux une sorte de réseau dans lequel ils se divisent à l'infini, avant de pénétrer dans la substance cérébrale.

Le *cerveau* est un viscère volumineux, de forme ovale, situé dans la cavité du crâne, dont il occupe la plus grande partie ; ce viscère est composé, à l'extérieur, d'une substance grisâtre appelée corticale, et, à l'intérieur, d'une substance blanche, plus ferme que la précédente, nommée médullaire : le cerveau est le siége des facultés intellectuelles, et le centre commun de toutes les sensations.

La face supérieure du cerveau offre, à sa partie moyenne, une scissure profonde, dirigée d'arrière en avant, qui partage le viscère en deux parties semblables, nommées hémisphères du cerveau, l'un droit, l'autre gauche : c'est dans cette scissure remarquable qu'est logé le plus considérable des replis de la dure-mère, lequel a reçu le nom de *grande faux du cerveau*.

La surface des hémisphères cérébraux présente un grand nombre d'éminences séparées par des enfoncemens irréguliers : les premières se nomment *circonvolutions du cerveau ;* les derniers sont appelés *anfractuosités cérébrales*.

La *faux du cerveau* a été ainsi nommée à cause de sa ressemblance avec l'instrument dont elle porte le nom. On y remarque une pointe, une base et deux bords, l'un convexe et épais, l'autre concave et tranchant; sa pointe tient à l'*apophyse crista-galli* de l'*ethmoïde*, et sa base est appuyée sur la partie moyenne de la *tente du cervelet ;* son bord convexe, attaché à la partie moyenne de la *voûte du crâne*, loge le sinus longitudinal supérieur; son bord inférieur, qui est libre, loge le *sinus longitudinal inférieur*, dans son tiers postérieur seulement, et descend entre les hémisphères cérébraux, jusqu'au voisinage du corps calleux.

La *glande pinéale*, anciennement regardée comme le siége de l'âme, est un petit corps grisâtre, d'une forme assez irrégulière, situé au-dessous, et en arrière de la voûte à trois piliers, dans le tissu duquel il n'est pas rare de rencontrer un nombre plus ou moins grand de petites granulations calculeuses : ses usages ne sont pas plus connus que ceux de la glande pituitaire que loge la petite cavité de la face supérieure du corps du sphénoïde.

Le cerveau ne fournit que trois paires de nerfs, qui sont : les *olfactifs* ou *nerfs* de l'odorat, les *optiques* ou *nerfs de la vue*, et les *nerfs moteurs des yeux*.

Le *cervelet*, ou petit cerveau, est renfermé dans les fosses occipitales inférieures qu'il remplit entièrement, séparé du reste de la cavité du crâne par un repli de la dure-mère nommée *tente du cervelet* ; il est composé, comme le cerveau, de substance corticale et de substance médullaire, et recouvert, dans toutes ses parties, par la membrane pie-mère.

La *moelle vertébrale*, ou la moelle épinière, est une continuation de la moelle alongée, qui, franchissant le grand trou occipital, descend dans le canal vertébral dont elle occupe toute l'étendue : composée de substance corticale et de substance médullaire, la moelle vertébrale est enveloppée par un prolongement des membranes du cerveau, fournit trente-et-une paires de nerfs, ainsi que les nerfs accessoires de Willis, et se divise, dans sa partie in-

férieure, en un grand nombre de branches nerveuses , ce qui lui a fait donner, en cet endroit, le nom de queue de cheval.

Le cerveau, le cervelet, la moelle alongée et
la moelle épinière constituent un ensemble auquel on a donné le nom de *masse encépha-
lique ;* c'est de cette masse que partent tous les
nerfs dont se compose le système nerveux de
la vie animale, ainsi que celui de la vie organique.

Toutes les sentations et tous les mouvemens
volontaires sont sous la dépendance immédiate
du cerveau; les nombreuses expériences qui
ont été faites sur des animaux vivans ne laissent
aucune espèce de doute sur ce point ; en effet,
la ligature ou la section d'une branche ner-
veuse produit toujours la paralysie du muscle
auquel cette branche va se distribuer ; on dé-
termine des convulsions générales et presque
toujours mortelles, en irritant et en lacérant
quelque partie du cerveau; la compression de
la substance cérébrale est toujours suivie de la
perte du mouvement dans la partie du corps
qui reçoit ses nerfs de l'endroit du cerveau sur
lequel on exerce la compression, etc.

Les *yeux* sont les organes de la vue ; ils sont
logés dans deux cavités osseuses que l'on nomme
fosses orbitaires , et se trouvent protégés par
différentes parties accessoires qui servent à la
vue, mais qui ne forment pas l'œil, telles que

les *sourcils*, les *paupières*, les *cils* , la *glande lacrymale*, la *caroncule lacrymale*, les *points lacrymaux* , le *sac lacrymal*, le *canal nasal*, les six *muscles renfermés* dans chaque fosse orbitaire., et spécialement destinés aux mouvemens du globe de l'œil, etc.

Situés au-dessus des yeux, les *sourcils* forment deux arcades saillantes, recouvertes de poils, qui s'étendent depuis les parties latérales de la racine du nez jusqu'aux tempes : ils ont pour usage de préserver les yeux de l'impression d'une lumière trop vive, d'empêcher la sueur du front de tomber sur les paupières, et de former un des ornemens du visage.

Les *paupières*, au nombre de deux pour chaque œil, sont distinguées en supérieure et en inférieure : ce sont deux espèces de voiles mobiles, placés au devant du globe de l'œil, dans la composition desquels entrent les tégumens communs et une lame cartilagineuse que l'on nomme cartilage tarse. Les paupières sont très mobiles, surtout la supérieure : elles ont pour usage de mettre le globe de l'œil à l'abri de rayons lumineux trop vifs; d'étendre uniformément les larmes sur sa surface, et de couvrir entièrement cet organe, durant le temps du sommeil, pour empêcher qu'il ne soit desséché par le contact de l'air, ou blessé par les corps extérieurs.

On nomme *cils* les poils qui garnissent les

6.

bords libres des paupières : ceux de la paupière supérieure sont plus nombreux et plus longs que ceux de la paupière inférieure. Les cils tempèrent l'impression d'une lumière trop forte et servent à empêcher que les corpuscules qui voltigent dans l'air, ne s'introduisent entre les paupières et le globe de l'œil.

La *caroncule lacrymale* est un petit corps rougeâtre situé à l'angle interne des paupières : elle a pour usage principal de contribuer à l'écartement de ces dernières, afin que les larmes viennent se ramasser vers leur angle interne et soient plus facilement pompées par les points lacrymaux.

Placés au centre de l'espèce de tubercule qui existe à la partie interne du bord libre de chaque paupière, les *points lacrymaux* sont de petites ouvertures rondes qui forment le commencement de deux petits canaux appelés *conduits lacrymaux :* leur usage est, en pompant continuellement les larmes, d'empêcher que la quantité de cette humeur qui n'a pas été employée pour lubréfier la surface libre du globe de l'œil et l'intérieur des paupières, ne s'écoule sur le visage.

Les *conduits lacrymaux*, situés dans l'épaisseur des paupières, partent des points du même nom, et, après un court trajet, s'unissent à angle aigu pour former un canal commun qui va s'ouvrir dans la partie externe du sac lacrymal : ce dernier est une petite poche membraneuse que loge une gouttière formée par l'os unguis et l'apophyse montante de l'os maxillaire supérieur à l'angle interne de l'œil.

Le *globe de l'œil* est un organe composé de membranes ou tuniques, et de diverses humeurs. Les membranes de l'œil sont la *cornée transparente*, la *sclérotique*, la *choroïde*, l'*iris* et la *rétine* : les humeurs sont le *cristallin*, le corps *vitré* et l'*humeur aqueuse*.

La *sclérotique* est la plus forte et la plus extérieure des membranes de l'œil ; elle est d'une couleur blanche nacrée, se trouve percée en arrière par une ouverture qui reçoit le nerf optique, et présente antérieurement une autre ouverture circulaire, d'environ six lignes de diamètre, dans laquelle est enchassée la cornée transparente. La *sclérotique* a pour usage de former une espèce de coque qui donne à l'œil une forme presque sphérique, contient les humeurs qui remplissent cet organe et soutient ses autres membranes.

Située immédiatement au-dessous de la sclérotique, la *choroïde* est la seconde des tuniques de l'œil : cette membrane est extrêmement vasculaire et se déchire avec la plus grande facilité ; sa face interne est couverte par une couche de muscosité noirâtre d'une nature toute particulière.

La *cornée transparente* est une membrane

circulaire, enchassée dans l'ouverture antérieure de la sclérotique ; sa face antérieure,
convexe, est recouverte par la conjonctive ; sa
face postérieure, concave, forme la paroi antérieure de la chambre antérieure de l'œil.

L'*iris* est une membrane circulaire, percée
dans sa partie moyenne par une ouverture circulaire qui porte le nom de *pupille* ou de *pru-
nelle*. La face antérieure de l'iris est remarquable par la variété de ses couleurs ; c'est cette
membrane qui sépare l'une de l'autre les deux
chambres de l'œil : susceptible de contraction
et de relâchement, son usage principal est de
déterminer la netteté de la vue en proportion-
nant le diamètre de la pupille à l'intensité de
l'impression produite par les rayons lumineux.

La *rétine* est la membrane dans laquelle réside exclusivement le sens de la vue et qui
transmet au cerveau l'impression de la lumière
au moyen du nerf optique dont elle n'est que
l'épanouissement.

Le *corps vitré* est une humeur transparente
qui ressemble à du verre fondu et occupe la
plus grande partie de la cavité du globe de l'œil :
cette humeur est enveloppée d'une pellicule
excessivement mince et transparente, qui porte
le nom de membrane hyaloïde.

Le *cristallin*, situé à la partie antérieure
du corps vitré, a la forme d'une lentille ; sa

transparence est à-peu-près égale à celle du cristal : il a pour usage de rapprocher de la perpendiculaire les rayons lumineux qui le traversent.

L'*humeur aqueuse* est une liqueur transparente qui remplit l'espace compris entre la face postérieure de la cornée transparente et la face antérieure du cristallin.

Les *oreilles* sont situées sur les parties latérales et inférieures de la tête ; elles constituent l'organe de l'ouïe, et sont distinguées en deux parties, que sépare une membrane particulière, appelée *membrane du tambour* ; l'une est l'oreille externe, et l'autre est l'oreille interne.

L'*oreille externe* se compose du *pavillon* de l'oreille et du *conduit auditif.*

L'*oreille interne* est formée par la *caisse du tambour* et par le *labyrinthe* que composent trois cavités qui communiquent ensemble et sont creusées dans l'épaisseur du *rocher de l'os* temporal ; le *vestibule*, le *limaçon* et les *canaux demi-circulaires* sont les noms que portent ces trois cavités.

Le *nez* est une éminence en forme de chapiteau, qui couvre l'ouverture antérieure des fosses nasales : on distingue à cette partie deux faces latérales, une base et un sommet que l'on nomme ordinairement la *racine du nez.*

On appelle *narines* les deux ouvertures dont la base du nez est percée et qui communiquent dans les fosses nasales.

Les *fosses nasales* sont deux cavités creusées dans l'épaisseur de la face; situées au-dessous de la base du crâne, au-dessus de la bouche et derrière le nez, ces cavités renferment l'organe de l'odorat, qui réside exclusivement dans les filets des nerfs olfactifs répandus dans la membrane muqueuse dont les parois de ces fosses sont tapissées. Séparées l'une de l'autre par une cloison osseuse et cartilagineuse, les fosses nasales offrent une voûte, un plancher, une paroi externe, une paroi interne et deux ouvertures, dont l'une antérieure, et l'autre postérieure.

On désigne sous le nom de *bouche* l'ouverture transversale située au-dessous du nez et dont les lèvres forment les bords : cette ouverture conduit à une cavité appelée *buccale*, dans laquelle sont logées la *langue* et les *arcades dentaires*.

La *langue* est un corps musculaire, susceptible d'un grand nombre de mouvemens, auquel sa forme permet de distinguer une pointe, une base, une face supérieure; une inférieure, et deux bords latéraux. La face supérieure de cet organe présente une grande quantité de tubercules appelés les *papilles* de la langue, et qui sont de trois sortes, savoir : les *papilles lenticulaires*, les *papilles boutonnées* et les *papilles coniques.*

Les muscles intrinsèques de la langue sont appelés *linguaux.*

La langue est le principal organe du goût, et sert aussi à la prononciation, à la mastication, à la déglutition et à l'expulsion des crachats.

Le *pharynx* ou l'*arrière-bouche*, qui porte aussi le nom de *gosier*, est une sorte de sac musculeux situé devant la colonne vertébrale, derrière les fosses nasales, la bouche et le larynx : composé de muscles, d'artères, de veines, de nerfs, de vaisseaux lymphatiques et de membranes, le pharynx est le principal organe de la déglutition, fonction en vertu de laquelle les substances alimentaires sont portées de la cavité de la bouche dans l'estomac.

L'*œsophage* est un canal musculo-membraneux qui s'étend de l'extrêmité inférieure du pharynx à l'orifice cardiaque de l'estomac; il a pour usage de conduire les substances alimentaires dans le ventricule.

Le *larynx* est le principal organe de la voix; c'est une sorte de boîte cartilagineuse qui forme la tête d'un tuyau membraneux et cartilagineux auquel on a donné le nom de *trachée-artère :* le *cartilage cricoïde*, le *thyroïde*, les deux *aryténoïdes* et l'*épiglotte* sont les cinq cartilages qui entrent dans la composition du larynx. Les usages de ce dernier sont de livrer passage à l'air, qui s'introduit dans les poumons pendant l'inspiration, et en sort lors de l'expiration.

L'ouverture du larynx, qui établit une communication entre la partie inférieure de l'arrière-bouche et la trachée-artère, porte le nom de *glotte*. Cette ouverture est spécialement destinée au passage de l'air, et constitue l'organe de la voix en raison des changemens de forme et de tension dont elle est susceptible.

L'*épiglotte* est une lame cartilagineuse qui recouvre la glotte, et dont la forme se rapproche assez de celle d'une feuille de pourpier : elle a pour usage d'empêcher que les alimens et les boissons ne s'introduisent dans la trachée-artère en s'abaissant sur la glotte, et en bouchant hermétiquement cette ouverture pendant la déglutition.

CHAPITRE XIV.

DE LA POITRINE ET DES VISCÈRES QUI Y SONT RENFERMÉS.

La *poitrine*, ou *thorax*, forme la partie supérieure du tronc, et renferme les organes principaux de la respiration et de la circulation; tels que les *poumons*, le *cœur* et les gros *vaisseaux*, etc.

Les *plèvres* sont deux membranes séreuses, minces, blanchâtres, qui tapissent l'intérieur de la poitrine, et fournissent une enveloppe extérieure aux poumons.

On donne le nom de *médiastin* à une cloison membraneuse, formée par l'adossement des deux plèvres, laquelle s'étend depuis la colonne vertébrale jusqu'au sternum, et divise ainsi la poitrine en deux parties, l'une droite, l'autre gauche.

Les *poumons* sont deux viscères mous, spongieux, logés dans les cavités du thorax, et séparés l'un de l'autre par le cœur et le médiastin. Il n'est pas facile de bien déterminer la figure des poumons; cependant cette figure se rapproche assez de celle d'un pied de bœuf dont la face antérieure serait tournée vers la colonne vertébrale, la postérieure vers le sternum, et l'inférieure vers le diaphragme. Des artères, des veines, des vaisseaux et des glandes lymphatiques, des conduits aériens, des nerfs, entrent dans la composition des poumons, dont le tissu présente une quantité innombrable de cellules spécialement chargées de recevoir l'air qui pénètre dans ces viscères.

Les poumons sont les principaux instrumens de la respiration : cette dernière, qui se compose de deux mouvemens, l'un d'inspiration, l'autre d'expiration, est une des fonctions les plus essentielles à la vie. En effet, c'est par l'acte de la respiration que le sang noir, porté aux poumons par les artères pulmonaires, est transformé en sang rouge, et se charge d'un principe stimulant, sans lequel l'action des organes ne peut avoir lieu. Il est bien prouvé que, dans les cas où la respiration est entièrement suspendue, comme dans la strangulation, dans la submersion, le sang porté aux cavités gauches du cœur par les veines pulmonaires, n'a pas changé de nature en traversant le tissu des poumons ; que ce sang est resté noir et veineux ; que ce phénomène est le résultat de la privation d'air ; qu'enfin la vie doit cesser promptement, le ventricule gauche du cœur ne pouvant fournir au système artériel que du sang veineux qui va frapper de mort toutes les parties auxquelles il est distribué.

Il résulte de la division de l'extrémité inférieure de la trachée-artère deux conduits de même nature qu'elle, et qui portent le nom de *bronches.* Ces conduits, dont l'un pénètre le poumon droit, l'autre le poumon gauche, sont de véritables vaisseaux aériens, si l'on peut s'exprimer ainsi, qui, à mesure qu'ils s'enfoncent dans ces organes, se divisent en une quantité prodigieuse de ramifications toujours décroissantes, et dont la ténuité devient telle qu'il n'est plus possible de les suivre : ces dernières ramifications des bronches vont s'ouvrir dans des cellules membraneuses excessivement fines qui sont appelées *cellules bronchiques* ou *aériennes des poumons.*

On donne le nom de *thymus* à une sorte de glande située derrière le sternum, dans la partie antérieure et supérieure du médiastin : le *thymus*, auquel, jusqu'à présent, on n'a pu découvrir de conduit excréteur, a des usages qui ne sont point connus.

Le *péricarde* est une sorte de sac membraneux, dans l'intérieur duquel sont logés le cœur et l'origine des gros vaisseaux. Situé dans l'écartement de la partie antérieure du médiastin, le péricarde est formé par une membrane fibreuse qui, après la dure-mère, est la plus épaisse et la plus résistante du corps : la face interne de ce sac membraneux est tapissée par une membrane très fine, de même nature que celle qui couvre la surface du cœur, exhalant sans cesse une vapeur séreuse dont l'usage est d'humecter le cœur, et de lui conserver la souplesse nécessaire pour la liberté de ses mouvemens. Le péricarde est percé de neuf ouvertures pour le passage des vaisseaux qui partent du cœur, et de ceux qui s'y rendent : il y a deux ouvertures pour les deux veines caves, une pour l'aorte, deux pour les artères pulmonaires, et quatre pour les veines pulmonaires.

Principal organe de la circulation, le *cœur* est un muscle creux, conoïde, situé dans l'écartement des deux lames du médiastin, et renfermé dans le péricarde : placé dans la partie gauche de la poitrine, ce muscle, auquel on distingue quatre cavités intérieures qui jouissent de la faculté de se contracter, fait parvenir le sang jusqu'aux extrémités du corps par le moyen des artères, d'où il lui est rapporté par les veines.

Les cavités du cœur, nommées *ventricules* et *oreillettes* de cet organe, sont divisées en cavités droites et en cavités gauches par une cloison charnue très solide qui rend impossible le mélange du sang veineux avec le sang artériel : l'oreillette et le ventricule du côté droit reçoivent le sang veineux et le chassent dans le tissu des poumons ; l'oreillette et le ventricule gauches reçoivent le sang artériel, et le poussent dans toutes les parties du corps.

Il y a deux espèces de circulation : l'une est appelée *petite circulation* ou *circulation pulmonaire*, l'autre est nommée *grande circulation*.

CHAPITRE XV.

DU VENTRE ET DES VISCÈRES ABDOMINAUX.

Le *ventre* ou l'*abdomen* est la plus vaste des cavités splanchniques ; bornée supérieurement par le diaphragme qui la sépare de la

poitrine, et, inférieurement par le bassin ; le
reste de ses parois est formé par les vertèbres
lombaires, le contour des côtes, l'appendice
xyphoïde du sternum, par des ligamens et des
muscles. L'intérieur de l'abdomen est principalement occupé par les organes de la digestion, et se trouve tapissé par une membrane
séreuse que l'on nomme *péritoine*, laquelle
fournit une enveloppe extérieure à presque
tous les viscères contenus dans cette cavité :
l'estomac, le *canal intestinal*, le *foie*, la *vésicule biliaire*, la *rate*, le *pancréas*, les *épi-
ploons*, les *reins*, les *uretères*, sont les principales parties renfermées dans la cavité du
ventre.

L'*estomac* ou le *ventricule* est le principal
organe de la digestion ; il est situé à la partie
supérieure de l'abdomen, et s'étend depuis
l'hypochondre gauche, qu'il remplit presque
totalement, jusqu'à l'épigastre où il se termine :
c'est un réservoir musculaire et membraneux
dont la forme recourbée l'a fait comparer à une
cornemuse, et dans la composition duquel
entrent plusieurs tuniques extensibles, contractiles et intimement unies entre elles, ainsi
qu'un grand nombre de nerfs et de vaisseaux.
L'estomac est spécialement destiné à recevoir
les alimens et à les expulser dans le duodénum lorsqu'ils ont été fluidéfiés et convertis en
chyme : on distingue à cet organe deux ori-

fices, l'un supérieur, appelé *cardia* ou *orifice œsophagien ;* l'autre inférieur, nommé *pylore* ou *orifice intestinal.*

Les substances alimentaires entrent dans l'estomac par le cardia, et en sortent par le pylore pour passer dans le premier des intestins grêles qui porte le nom de *duodénum.*

Trois membranes ou tuniques entrent dans la composition des parois de l'estomac : l'une est externe, l'autre moyenne et la troisième interne ; la tunique externe est de nature séreuse ; la tunique moyenne, ou la tunique musculaire, est formée par deux plans de fibres contractiles, les unes circulaires, les autres longitudinales ; enfin la tunique interne, de nature muqueuse, n'est qu'une portion de celle qui tapisse généralement tout l'intérieur des voies digestives.

On donne le nom de *tube intestinal* au long canal musculo-membraneux qui s'étend depuis l'ouverture pylorique de l'estomac jusqu'à l'anus : il n'y a réellement qu'un seul intestin dont la longueur égale environ six à sept fois la hauteur du sujet ; mais comme le tube intestinal est loin de présenter le même diamètre dans tous les points de son étendue, le plus grand nombre des anatomistes le divisent en plusieurs parties qu'ils distinguent en *petits intestins* ou *intestins grêles* et en *gros intestins.*

Les intestins grêles, comme les gros intestins, sont au nombre de trois : le premier est le *duodénum*, le second porte le nom de *jéjunum* et le troisième est appelé *iléon*. Ces intestins forment à peu près les quatre cinquièmes de la longueur du tube intestinal, et sont spécialement destinés à se mettre en rapport avec l'état des substances alimentaires qui ont subi toutes les altérations auxquelles elles doivent être soumises, et à absorber le chyle.

Les gros intestins sont le *colon*, le *cæcum* et le *rectum*.

Le *duodénum*, ainsi nommé parce que sa longueur répond environ à celle de douze travers de doigt, est le premier des intestins dans lequel sont reçus les alimens qui sortent du ventricule : c'est durant leur trajet dans l'intérieur de cet intestin que les substances alimentaires, déjà transformées en chyme par l'action de l'estomac, se mêlent à la quantité de bile et de fluide pancréatique qui leur est nécessaire pour être aptes à se changer plus tard en chyle. Bien que le duodénum fasse partie des intestins grêles, ses parois sont néanmoins tellement extensibles qu'il peut, dans certaines circonstances, acquérir un diamètre considérable : cette propriété lui a valu le nom de *second ventricule*.

Le *jéjunum* est la partie du canal intestinal comprise entre le duodénum et l'iléon; cet intestin est ainsi nommé parce qu'on le trouve presque toujours vuide dans l'ouverture des cadavres.

L'*iléon* est le troisième intestin grêle; beaucoup plus long que les deux précédens, il offre de nombreuses circonvolutions, et se trouve compris entre le jéjunum et le cœcum, premier des gros intestins.

Le *cœcum* est situé dans la fosse iliaque du côté droit : cet intestin, ainsi nommé, en raison du cul-de-sac que forme sa partie inférieure, présente toujours une grosseur bien plus considérable que celle des intestins grêles, et qui surpasse aussi celle du colon et du rectum; cependant sa grosseur et sa longueur, qui est de trois ou quatre travers de doigt environ, sont très sujettes à varier; suivant la plus ou moins grande quantité de gaz et de matières fécales qui le dilatent. Le cœcum est remarquable par les bosselures très prononcées que présente sa surface externe, et surtout par son *appendice vermiforme*, prolongement cylindrique, de la grosseur d'un tuyau de plume à écrire, long d'environ cinq ou six travers de doigt, qui naît de la partie inférieure et gauche de cet intestin.

Le *colon* est le plus long des gros intestins; il monte verticalement du côté droit de l'abdomen, devient horizontal dans le milieu de son trajet, descend à gauche en reprenant sa direction verticale, et, parvenu à la fosse iliaque gauche, se contourne en manière d'S pour se joindre au rectum. Ces quatre directions de l'intestin colon lui font distinguer quatre parties : 1° une portion ascendante ou *colon lombaire droit;* 2° une portion transversale ou *colon transverse;* 3° une portion descendante ou *colon lombaire gauche;* 4° enfin une portion contournée que l'on nomme *l'S du colon* ou *colon iliaque gauche.*

Le rectum, dernier des gros intestins, est aussi la dernière portion du canal intestinal : situé à la partie postérieure de la cavité du bassin dans laquelle il descend verticalement devant la face interne et latérale gauche du sacrum, cet intestin se termine en bas par une ouverture à peu près circulaire, soutenue par des muscles et resserrée par un sphincter : cette ouverture porte le nom d'*anus* ou de *fondement;* c'est par elle que sont expulsées au-dehors toutes les parties des substances alimentaires qui n'ont pu servir à la nutrition et qui constituent alors *les matières stercorales.*

Les parois des intestins grêles, comme ceux des gros intestins, sont formés par trois tuniques de même nature que celles qui entrent dans la composition de l'estomac. Par conséquent, le canal intestinal présente *une tunique externe,* de nature séreuse, que lui fournit le péritoine; *une tunique moyenne,* contractile, musculeuse, formée de fibres charnues dont les unes sont diposées longitudinalement, les autres circulairement ; enfin *une tunique interne*, nommée *muqueuse intestinale*, qui fournit une humeur particulière, et forme, par ses nombreux replis, la grande quantité de cellules qui existent principalement dans les gros intestins et qui ont pour usage de retarder les cours des matières alimentaires, afin que ces matières, plus long-temps soumises à l'action des vaisseaux lactés, soient plus complètement privées de leurs particules nutritives lorsqu'elles seront expulsées au-dehors.

Les intestins ont des usages qui ne peuvent être douteux : ils reçoivent de l'orifice pylorique de l'estomac les substances alimentaires déjà réduites à l'état d'une pâte homogène que l'on nomme *chyme ;* dès que ce dernier a pénétré dans les intestins, il éprouve des changemens très remarquables : il devient plus liquide, moins visqueux et se colore en jaune par le mélange de la bile; plus tard, et lorsque la pâte alimentaire est parvenue à l'extrémité des petits intestins, sa couleur jaune disparaît, elle devient encore plus fluide qu'auparavant et constitue une liqueur blanche, douce et sucrée, que l'on désigne sous le nom de *chyle*, laquelle est absorbée par les vaisseaux lactés qui la transportent dans la masse du sang.

Lorsque les substances alimentaires sortent

des intestins grêles, elles passent dans le cœcum qui est l'origine des gros intestins ; c'est en cet endroit , qu'obligées de séjourner en raison de la capacité et de la conformation du cœcum , elles commencent à se putréfier et à prendre une odeur plus ou moins ammoniacale. Enfin , le résidu des alimens , après un séjour plus ou moins long dans le cœcum et les nombreuses cellules du colon , va s'amasser et se mettre en masse dans l'intestin rectum dont l'extrémité inférieure est habituellement resserrée par l'action des fibres circulaires et contractiles du sphincter de l'anus , circonstance qui nous préserve du désagrément d'évacuer trop souvent nos excrémens : ceux-ci sont donc obligés de séjourner dans l'intestin jusqu'au moment où leur quantité et l'irritation qu'ils produisent fassent naître le besoin de les expulser : alors l'action des fibres contractiles du rectum, secondée par celle des muscles abdominaux et du diaphragme , comprime les matières, les pousse en bas et opère leur évacuation en surmontant la résistance du sphincter.

La progression des matières alimentaires dans le canal intestinal dépend de la contraction des fibres dont se compose sa tunique musculeuse , contraction de laquelle résulte un mouvement qui se fait du pylore vers l'anus et que l'on nomme *péristaltique*.

Le foie est le plus volumineux des viscères

renfermés dans la cavité de l'abdomen ; situé
sous le diaphragme, au-dessus de l'estomac,
de l'arc du colon et du rein droit, il occupe
l'hypochondre droit et en partie l'épigastre :
ce viscère n'est autre chose qu'une énorme
glande chargée de sécréter la bile qui doit se
mêler aux substances alimentaires lorsqu'elles
traversent l'intestin duodénum. Dans un homme sain et adulte, la pesanteur du foie est
d'environ un kilogramme et demi. Ce viscère
a une forme irrégulière et qu'il est difficile de
déterminer d'une manière exacte : cependant
on lui distingue *une face supérieure*, convexe,
dont la plus grande partie est contiguë à la face
inférieure du diaphragme, et *une face inférieure*, légèrement et fort inégalement concave, à laquelle est attachée la vésicule biliaire.

La vésicule biliaire est un réservoir membraneux, pyriforme, fortement attaché à la
face concave du foie, dans lequel la bile sécrétée par ce viscère vient s'accumuler et séjourner pendant un certain temps avant d'être
versée dans le duodénum au moyen d'un conduit particulier désigné sous le nom de *canal
cholédoque*.

La rate est située dans l'hypochondre gauche, sous le diaphragme, au-dessus du colon ;
c'est un viscère mou, spongieux, noirâtre, de
forme ovale, parsemé des innombrables rami-

fications de l'artère splénique qui vient du tronc cœliaque, ainsi que d'un grand nombre de vaisseaux lymphatiques.

Les usages de la rate sont entièrement inconnus : en effet, de toutes les opinions qui ont été émises sur les fonctions de ce viscère, aucune n'est satisfaisante. Les anciens regardaient la rate comme le siège de la joie. Quelques auteurs ont avancé que la rate n'avait d'autre usage que de servir de contrepoids au foie, en donnant plus de pesanteur à l'hypochondre gauche; d'autres, que la rate n'était qu'un réservoir où se déposaient les forces du sang, etc. ; mais de toutes ces opinions aucune n'est admissible et jusqu'à présent on a ignoré les véritables usages de la rate.

Le pancréas est une glande aplatie, dont plusieurs anatomistes ont comparé la forme à celle de la langue d'un chien : située profondément dans l'épigastre, sous l'estomac, dans l'épaisseur du mésocolon, et transversalement entre la rate et le duodénum. Cette glande est spécialement destinée à la sécrétion d'un fluide transparent, légèrement muqueux, ayant beaucoup d'analogie avec la salive, et qui est porté dans le duodénum par un canal excréteur particulier. Le tissu du pancréas est ferme, consistant, d'un blanc grisâtre, granuleux à l'intérieur comme à l'extérieur, et offre beaucoup d'analogie avec celui des glandes salivaires.

Le conduit excréteur du pancréas naît des grains glanduleux dont ce dernier est composé par des radicules capillaires qui, se réunissant à la manière des veines, finissent par former un conduit unique dont le diamètre augmente à mesure qu'il se porte vers le duodénum.

Les voies urinaires se composent *des reins*, au nombre de deux, chargés de la sécrétion de l'urine; *des uretères* qui conduisent l'urine dans la vessie; de la *vessie* dans laquelle l'urine vient s'accumuler et séjourner pendant un certain temps; enfin, du *canal de l'urèthre* au moyen duquel l'urine est portée au-dehors.

Situés profondément dans la région lombaire sur les parties latérales de la colonne vertébrale, les *reins*, dont la figure peut être comparée avec raison à celle d'une fève de haricot, sont deux organes glanduleux, d'une consistance très ferme, spécialement chargés de la secrétion de l'urine. Les reins sont formés par un tissu particulier dans lequel il est facile de distinguer trois substances : *l'une extérieure*, est appelée *corticale*, placée plus profondément; *la seconde* est nommée *tubuleuse; la troisième* enfin, plus intérieure que les deux précédentes, offre une série de petits mamelons qui constituent ce qu'on désigne sous le nom de *substance mamelonnée :* des artères, des veines, des nerfs, des vaisseaux lymphatiques entrent aussi dans la structure des reins. Ces derniers sont toujours enveloppés d'une couche de tissu cellulaire dont les cellules sont plus ou moins abondamment remplies d'une humeur graisseuse dont la consistance se rapproche beaucoup de celle du suif.

Comparées au volume des reins, les artères rénales ont une grosseur très remarquable : on prétend que le tissu des reins est traversé par mille onces de sang dans l'espace d'une heure.

On donne le nom de *bassinet des reins* à une sorte de sinus membraneux, en forme d'entonnoir, qui existe dans la partie concave de chaque rein et y forme la partie évasée de l'extrémité supérieure des uretères : *les bassinets* sont destinés à recevoir l'urine sécrétée par les reins et à la verser dans les uretères.

Les uretères, ou conduits excréteurs des reins, sont deux longs canaux membraneux, cylindriques, blanchâtres, de la grosseur d'une plume à écrire, qui s'étendent de la partie inférieure des bassinets à la partie postérieure et inférieure de la vessie dont ils percent les parois : leur usage est de porter l'urine que reçoivent les bassinets dans la cavité de la vessie urinaire.

La vessie est une sorte de poche musculo-membraneuse, très sensible et irritable, de

8

forme à peu près ovale, située à la partie antérieure et moyenne de l'excavation du bassin,
qui sert de réservoir à l'urine et doit être regardée comme le principal agent de son expulsion.

Les parois de la vessie sont formées d'une
tunique externe, séreuse ; d'une *tunique
moyenne, musculeuse ;* d'une *tunique interne,
muqueuse ;* ainsi que d'artères, de veines, de
nerfs et de vaisseaux lymphatiques.

La tunique séreuse, fournie par le péritoine, ne recouvre que la partie postérieure et
une petite étendue des régions latérales de la
vessie.

La tunique musculeuse enveloppe toute
l'étendue de la vessie : les fibres contractiles
dont elle se compose affectent trois directions
différentes ; les unes sont disposées longitudinalement et forment le plan le plus extérieur ;
les autres ont une direction à peu près circulaire ; enfin, les plus intérieures sont obliques.

La tunique muqueuse de la vessie tapisse
tout l'intérieur de cet organe : son principal
usage est de fournir une humeur qui lubréfie
les parois de la vessie et les défend contre l'â-
creté de l'urine.

Continuellement versée dans la cavité de la
vessie par les uretères, l'urine s'accumule dans
cet organe et le dilate en tous sens, mais surtout de bas en haut : pendant son séjour dans

la vessie, ce fluide devient plus coloré, ses parties aqueuses sont absorbées par les vaisseaux lymphatiques, et il acquiert des qualités plus âcres. Lorsque l'irritation produite sur les parois de la vessie, tant par l'âcreté que par la quantité de l'urine, fait naître un sentiment de gêne qui nous avertit de la nécessité de l'évacuer, nous nous en débarrassons en contractant volontairement cet organe ; le col de la vessie venant alors à se dilater, livre passage à l'urine qui est expulsée au dehors en traversant le conduit particulier désigné sous le nom de *canal de l'urèthre.*

On donne le nom de *grand épiploon* ou *épiploon gastro-colique* à une membrane séreuse formée de deux feuillets fournis par le péritoine et entre lesquels existe une quantité de tissu cellulaire plus ou moins graisseux : attaché aux courbures de l'estomac et à la convexité de l'arc du colon, le grand épiploon forme une large expansion qui flotte sur les circonvolutions de l'intestin grêle. Son usage principal est de favoriser l'ampliation de l'estomac, du colon, et de déterminer le mode de circulation convenable à ces organes.

Le mésentère est un lien membraneux, d'une forme très irrégulière, auquel les intestins sont attachés.

8.

CHAPITRE XVI.

DES HUMEURS.

La science qui traite des fluides du corps humain se nomme *hygrologie.*

On désigne sous le nom d'*humeur* toute substance fluide d'un corps organisé, comme le chyle, le sang, la lymphe, la salive, l'urine, etc.

Les divers usages auxquels les humeurs sont destinées, les ont fait distinguer en *recrémentitielles*, en *excrémentitielles* et en *excrémento-recrémentitielles.*

Les humeurs ou les liqueurs animales *recrémentitielles* sont celles qui restent dans le corps pour être employées à sa nourriture et à son développement, telles que le chyle, le sang, la rosée lymphatique qui humecte la surface libre des membranes séreuses, comme les plèvres, le péritoine, etc.

Les humeurs excrémentitielles, au contraire, doivent être expulsées hors de l'économie et ne pourraient y séjourner long-temps sans occasionner de graves accidens; telles sont l'urine, la matière de la perspiration insensible et la sueur.

A la classe des humeurs excrémento-recré-

mentitielles appartiennent celles qui sont expulsées en partie hors de nous, tandis qu'une
autre portion y est retenue pour servir à l'entretien et à la réparation des organes : comme
la salive, la bile, le suc pancréatique, etc.

Le célèbre chimiste FOURCROY, en raison
des élémens qui les composent, a rangé en six
classes toutes les humeurs qui se rencontrent
dans le corps humain.

1° Les humeurs *salines ;* ce sont celles qui
tiennent en dissolution différens sels, comme
l'urine, la sueur ;

2° Les humeurs *huileuses*, inflammables,
ayant toutes un certain degré de consistance
et de concrescibilité, telles que la graisse, le
cérumen des oreilles;

3° Les humeurs *savonneuses*, comme le lait,
la bile ;

4° Les humeurs *muqueuses*, comme celles
qui humectent la face interne du canal intestinal ;

5° Les humeurs *albumineuses*, comme le
sérum du sang;

6° Les humeurs *fibrineuses*, telles que le
sang.

Rouge et vermeil dans le système artériel et
les cavités gauches du cœur ; noir dans les cavités droites de cet organe, ainsi que dans le
système veineux, à l'exception cependant des
veines pulmonaires, *le sang* doit être regardé

comme la source commune de toutes les humeurs. Continuellement formé et entretenu
par le chyle, ce liquide est une espèce de chair
coulante, d'une odeur fade particulière, qui,
une fois sortie des vaisseaux qui la renferment,
se sépare spontanément en deux parties, l'une
liquide, l'autre solide.

La partie liquide de cette décomposition
porte le nom de *sérum ;* c'est une sorte de sérosité lymphatique qui tient en dissolution différens sels et une plus ou moins grande quantité d'albumine : la partie solide, qu'on nomme
vulgairement le *caillot*, est formée de *fibrine*
et de *matière colorante.*

Le sang veineux contient moins de fibrine
que le sang artériel dont la température est
aussi plus élevée : le premier est surchargé
d'hydrogène et de carbone ; le second d'oxi-
gène.

Le chyle est un suc blanc, doux, mucila-
gineux, légèrement sucré, qui se sépare des
substances alimentaires digérées : ce fluide,
absorbé par les innombrables vaisseaux lactés
dont les orifices sont ouverts à la face interne
du canal intestinal, est conduit dans le canal
thoracique qui le porte dans la veine sous-
clavière gauche, où il se mêle avec la masse
générale du sang.

La lymphe est une humeur transparente,
aqueuse, albumineuse et gélatineuse, qui cir-

cule dans un ordre particulier de canaux,
nommés vaisseaux lymphatiques : la lymphe
est principalement formée par l'exhalation des
membranes séreuses qui tapissent les parois
des cavités splanchniques et la surface des
viscères qui y sont renfermés.

Le lait est une humeur blanche, liquide,
douce et sucrée, sécrétée par les glandes des
mamelles de la femme et des femelles des animaux mammifères, pour alimenter leurs petits dans les premiers temps de leur existence :
ce liquide est composé de *sérum* ou de petit-
lait ; de *matière caséeuse* ou de fromage, et de
matière butireuse ou de beurre.

Pour apprécier les différentes espèces de
laits, on les a comparés à celui de vache,
dans l'ordre suivant :

Le *lait* de femme est généralement moins
épais, moins opaque, et contient une plus
grande quantité de matière sucrée ; celui d'à-
nesse a beaucoup de rapport avec celui de femme ; le *lait* de chèvre est le plus épais de tous,
il est très nourrissant et contient beaucoup de
crème et de beurre ; celui de brebis est visqueux, sa partie caséeuse forme des fromages
d'une consistance grasse ; celui de jument est le
plus fluide de tous, il est très sucré, mais contient peu de crème et passe promptement à la
fermentation vineuse.

Le *lait* est la nourriture la plus convenable

au nouveau-né dont l'appareil digestif, qui n'est pour ainsi dire qu'ébauché, manque des forces nécessaires pour recevoir et digérer des substances alimentaires solides. On peut, en effet, considérer le lait comme une sorte de chyle préparé d'avance par les mamelles de la mère pour suppléer à la faiblesse des organes de l'enfant auquel cet aliment liquide convient d'autant plus, qu'il contient en abondance des sels à base de chaux qui favorisent le développement du système osseux, mou et comme gélatineux à cette époque.

La bile sécrétée par le foie est une humeur d'un jaune verdâtre plus ou moins foncé, très amère, renfermée dans la vésicule du fiel, d'où elle coule ensuite dans le duodénum au moyen du canal cholédoque : cette liqueur animale contient de la soude, du muriate, du sulfate, du phosphate de soude, du phosphate de chaux, de l'oxide de fer, une huile particulière extrêmement amère, et une substance douceâtre, nommée *pycromel*. La bile est un des agens les plus essentiels de la, digestion en raison de ses propriétés dissolvantes.

La salive, sécrétée par les glandes salivaires, mais principalement par *les parotides,* est une liqueur transparente, muqueuse, albumineuse, qui mousse par l'agitation et tient en dissolution des phosphates calcaires qui forment les calculs salivaires et le tartre qui se

dépose sur les dents. La salive coule en abondance pendant la mastication, se mêle aux
alimens et les dispose à être digérés plus facilement.

On désigne sous le nom de *larmes* une humeur excrémentitielle que sécrétent les glandes
lacrymales pour humecter le globe de l'œil,
favoriser ses mouvemens dans l'orbite, et en-
tretenir la transparence de la cornée : beaucoup d'eau dans laquelle sont dissous plusieurs
sels ainsi qu'un mucilage gélatineux sont les
principaux matériaux qui entrent dans la composition des larmes.

L'urine est un des fluides les plus compli-
qués de l'économie animale : cette humeur est
le produit de la sécrétion des reins, s'accumule
dans la vessie où elle séjourne plus ou moins
pour en être ensuite évacuée par l'urèthre :
elle est d'une couleur jaune citronée, d'une
odeur plus ou moins forte et dont la nature
peut varier suivant les substances qui ont été
introduites dans l'estomac (1); elle a une saveur alkaline, âcre, salée; on y trouve, par
l'analyse chimique, l'acide *urique*, le *benzoï-
que*, le *phosphorique*, des phosphates de chaux,

(1) Les *asperges* ont la singulière propriété de
communiquer aux urines une odeur d'une fétidité
repoussante : l'*essence de thérébentine* leur donne une
odeur de violette très remarquable, etc.

de soude, d'ammoniaque et de magnésie; des hydro-chlorates de soude et d'ammoniaque, et de l'*urée* : la décomposition spontanée de l'urine donne de l'ammoniaque, de l'acide acéteux et de l'acide carbonique; du phosphate ammoniaco-magnésien et une grande quantité de carbonate d'ammoniaque.

On donne le nom de *cérumen* à une matière excrémentitielle vulgairement appelée *cire des oreilles* : c'est une substance plus ou moins consistante, d'une couleur jaune plus ou moins foncée, fournie par les follicules sébacés que renferme la membrane muqueuse qui tapisse le conduit auditif externe; elle a une saveur amère très prononcée; contient une huile graisseuse très analogue à celle de la bile, une matière colorante et un mucilage albumineux.

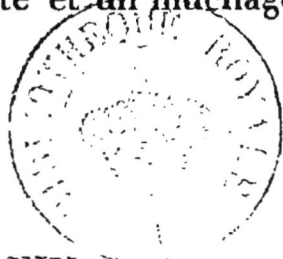

FIN.

EXPLICATION DE LA FIGURE.

TÊTE.

1. L'os frontal.
2. — pariétal.
3. — temporal.
4. — de la pommette.

5. L'os maxillaire supérieur.
6. L'os maxillaire inférieur.

TRONC.

7. Vertèbres cervicales.
8. Le sternum.
9. Vraies côtes.

10. Fausses côtes.
11. Vertèbres lombaires.
12. L'os des îles.

MEMBRE SUPÉRIEUR OU THORACIQUE.

13. La clavicule.
14. L'omoplate.
15. L'humérus ou l'os du bras.
16. Le radius.
17. Le cubitus.

18. Les huit os du carpe.
19. Les cinq os du métacarpe.
20. Les phalanges des doigts.

MEMBRE INFÉRIEUR OU ABDOMINAL.

21. Le fémur ou l'os de la cuisse.
22. La rotule ou l'os du genou.
23. Le tibia.
24. Le péroné.
25. Les sept os du tarse.

26. Les cinq os du métatarse.
27. Les phalanges des orteils.
28. Le calcanéum ou l'os du talon.

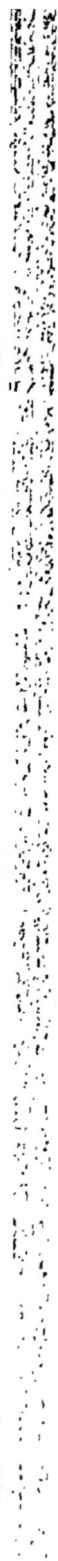

TABLE

DES MATIÈRES.

>●<

FIN.

1367 -

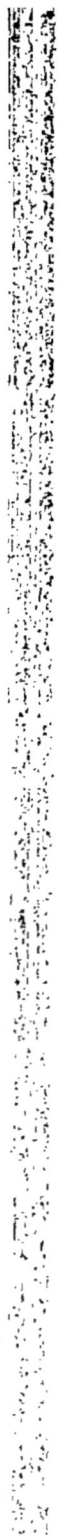

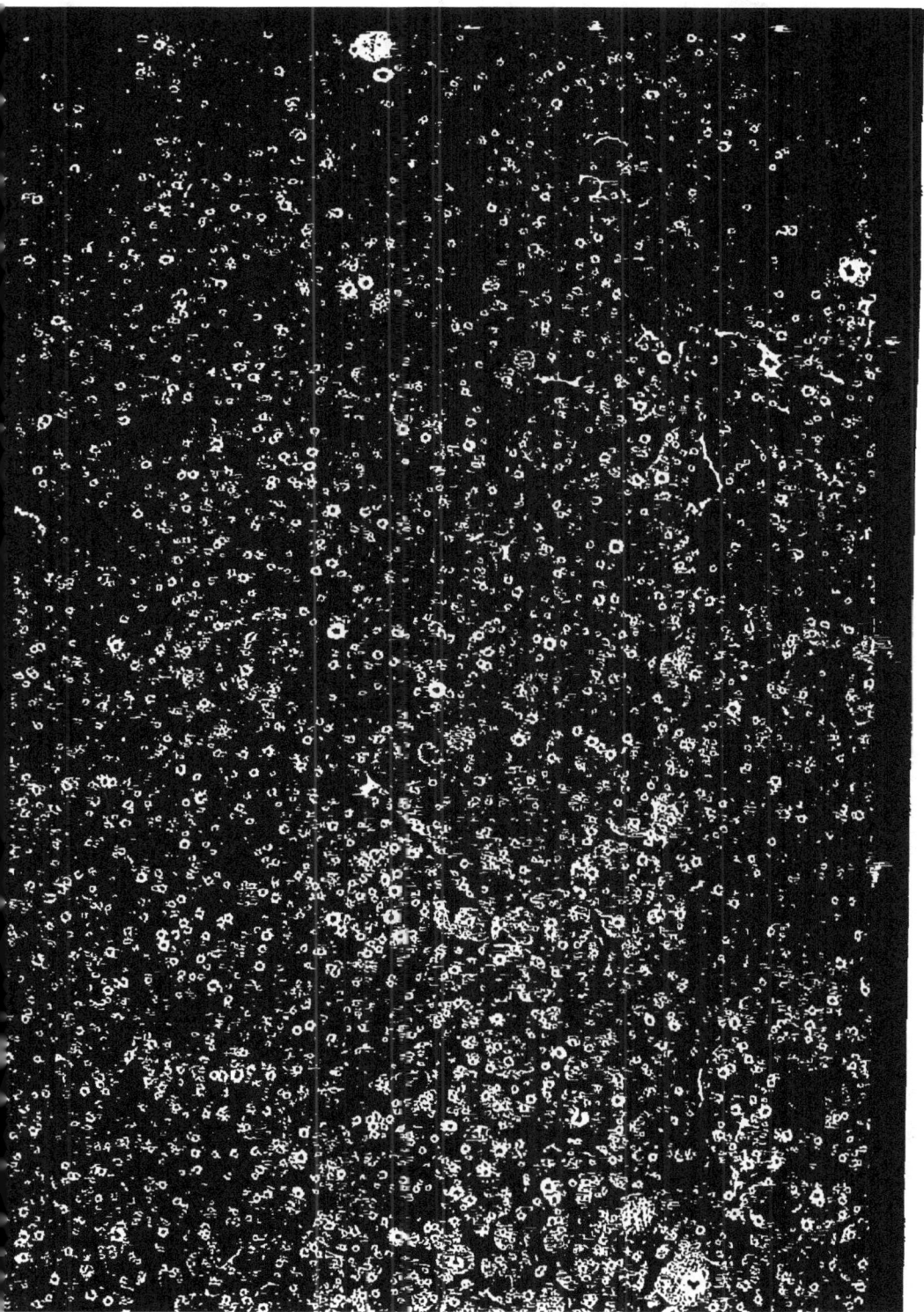

8°

www.ingramcontent.com/pod-product-compliance
Lightning Source LLC
Chambersburg PA
CBHW032325210326
41519CB00058B/5708